William Pullen
ウィリアム・プーレン
児島 修＝訳

心を整えるランニング

Running with Mindfulness

Discover

心を整えるランニング

RUN FOR YOUR LIFE
by
WILLIAM PULLEN

はじめに――心を癒すマインドフル・ランニング

新鮮な空気を吸いながらゆっくりと長めの距離を走るとき、突然、人生の答えが見つかったような、クリアな感覚を味わったことはないだろうか？

忙しい一日の終わりにランニングで心地よい汗を流したとき、ざわついた気分が静まり、一日を別の角度から眺めているような気分になったことは？

マインドフル・ランニングの中心には、まさにこうした感覚がある。それは、さまざまな人生の問題や悩みに対処する力を与えてくれる魅力的な方法でもあるのだ。

私はマインドフル・ランニングを心理セラピーに応用することを仕事にしている。セラピーの現場では、マインドフル・ランニングをＤＲＴ［Dynamic Running Therapy］と呼んでいる。これは、運動、言語療法、そして人類古来の叡智を源にするマインドフルネスのパワフルな組み合わせだ。

健康で満ち足りた人生を取り戻すために、誰でも手軽に取り組めて、絶大な効果のある手法であることを、私は日々セラピーで実感している。

人生を一つの言葉で表すなら、
私にとってそれは「運動《ムーブメント》」だ。
生きることは、動くことだ。

――ジェリー・サインフェルド／コメディアン・俳優

マインドフルネスの基本は〝今、ここ〟に意識を集中することだ。

マインドフル・ランニングではこれに運動という要素が加わる。これによって静止した状態で行うマインドフルネスの瞑想よりも手軽に、心の内側を細かく観察する状態を経験できるはずだ。

加えて、マインドフル・ランニングは、達成感が得やすいため、自信や積極的な気持ちを高めやすいというメリットもある。

マインドフル・ランニングは、健康状態に関わりなく誰にでも実践できる。運動の強度としては、心拍数が少し速まるが、普通に会話ができる程度が適当だ。息を切らせるような強度は必要ない。

ランニングや長い散歩をしているとき、過去の後悔や未来の不安もすべて忘れて、自分と周囲が完全に調和し、素晴らしい「今、この瞬間」が永遠に続くような感覚を味わったことがあるなら、マインドフルネスの開放感や安心感がわかるかもしれない。

目の前に新しい道が開けてくるような感覚。
このまま、ずっと走り続けていたいと思う。
理屈抜きで、今この瞬間には重要な意味があると感じる。

こうした感覚は「フロー体験」とも呼ばれる。今この瞬間、いるべき場所にいて、すべきことをしているという感覚がそこにはある。マインドフル・ランニングはフロー体験が起こりやすい状態を手軽につくり出す方法でもある。

運動は癒しだ。動くことは人間の本能と結びついている。だからこそ私たちは運動によって恍惚感を味わい、テンポのいい音楽を耳にすると腰が自然に揺れはじめる。身体を動かしながら、自分自身を注意深く観察すると、より多くの情報が得られる。自分のことを深く知りたいと思ったとき、その方法を言葉や思考に限定するのは、本当にもったいないことだ。

ランニングが私たちにもたらす価値は計り知れない。移動し続けることで、視点が変わる。それまで見えていなかったものが目に映ると、希望や意欲が湧き、前向きな気持ちになれる。それは、問題の解決や成長につながる。ランニングには大きな力が秘められている。走ることで心は目覚め、隠れていた感情が姿を現す。運動がもたらす刺激で、それはさらに活性化する。

走ることは、自分の心の奥に隠れているさまざまな感情と向き合うことだ。心の内側にあるものが顕わになり、本当の自分を強く実感できる。

それは多くの気づきを与え、心を開放してくれる――こうした効果が、マインドフル・ランニングの基盤にある。

ランニングが私をよみがえらせてくれた

本書で紹介するランニングによるセラピーの着想は、ロンドンのハイドパークにあるサーペンタイン湖を周回する小径で生まれた。

２００７年の夏、人生に行き詰まっていた私は、心のざわめきを落ち着かせるために、大都会ロンドンの中心にあるこの公園で多くの時間を過ごした。そこは緑豊かな私の隠れ家になった。ハイドパークにいると、普段はあれこれと雑念が浮かんできて騒々しい頭の中が、穏やかに静かになっていくように感じられた。

それまでの私は、浮き沈みの多い人生を送ってきた。自分なりに、懸命に生きてきたが、それでも人生を後悔する気持ちは消せなかった。

身体を動かせば、新鮮な気分を味わえるのを知っていた。だからその夏、自分を立て直すための計画の中心に、ランニングを据えることにした。

私は、サーペンタイン湖の周りを走ることからはじめた。

最初は400メートルほどしか走れなかった。しかし、走り続けるうち、その距離は少しずつ伸びていった。初めて全長約3キロの周回コースを走りきったときの喜びは、今でも忘れられない。

体力がついてくるのと同時に、自分の中で何年間も眠っていたさまざまな心身の感覚がよみがえってきた。そして、前向きな気持ちでいる時間が長くなっていった。

走っていると、自然に心が開かれていった。乾ききっていた感情には潤いが戻り、手を伸ばせば温かい心にすぐに触れられるような気がした。

心の内側に抱え込んでいた悩みや迷いを、誰かに話してもいい。むしろ、積極的に伝えたいという欲求さえ湧き上がってきた。驚きだった。そんな自分がいるなんて、思いもしなかった。

それは心の解放であり、癒しだった。同時に、自信がついていくのも感じた。「私は自分という船の船長であり、良い方向へと舵を切っているのだ」という確かな手応えがあった。

1年後、それまでセラピーを受ける立場だった私は、一大決心をし、自分自身がセラピストになるための勉強をはじめた。

実際にセラピストになるまでには、6年という年月がかかった。猛勉強が必要だった。心理療法の歴史や仕組みを理解しなければならなかったし、いくつもの心理療法機関で働き、現場で経験を積む必要もあった。

こうした経験を通じて、私は人が自分自身とどう関わっているかについて、価値ある考えを得ることができた。

人間にとって忍耐や沈黙、パーソナルスペースがいかに重要であるかも学んだ。真のつながりや心からの共感、明晰な思考や豊かな感情の大切さも理解した。

そして私は今、セラピストとして患者にマインドフル・ランニングを指導している。それまで暗かった人々の顔に、幸せや希望の表情が浮かんでくるのを見るのが、とても嬉しい。

ストレスや不安が消えていき、代わりに平穏さや満足感が増えていくのを目の当たりにするのは、実に感動的な体験だ。その難しく、価値ある道のりを隣でサポートできるのは、名誉なことだ。

飛べないのならば、走る。
走れないのなら、歩く。
歩けないのなら、地面を這う。
とにかく、前進し続けるのだ。

——マーティン・ルーサー・キング・ジュニア／牧師・公民権運動指導者

マインドフル・ランニングがもたらすメリット

ここで、マインドフル・ランニングの効果とメリットを整理しておきたい。

1 「行き詰まり」から抜け出す

人生に行き詰まりを感じている。
疲れが抜けない。
気分の落ち込みや不安を感じている。

ストレスや抑うつに苦しんでいる……。

マインドフル・ランニングはこうしたネガティブな状況から、走ることで抜け出すことを目指している。

ランニングが心身のネガティブな症状の緩和に極めて効果的であることは、科学により証明されている。

さらにマインドフル・ランニングでは、シンプルでわかりやすい手順によって、自信、モチベーション、達成感を高めていく。着実に、自分自身に良い変化を起こすことができる。

2　怒りをしずめる

身体を動かすことは、積み重なった怒りのはけ口にもなる。エクササイズをすることで活力が高まり、怒りや欲求不満の原因となる心の疲労がやわらぐ。

さらに、自分自身の怒りを見つめることで、なぜそのような感情を抱いていたのか、根本的な原因を冷静に見つめ直すことができる。

3　人間関係を改善する

二人で行うマインドフル・ランニングでは、パートナーとの間に信頼感が育まれる。他人には相談しづらい、込み入った問題も話しやすくなるし、親身になって話を聞くことで、自分自身が置かれている状況を客観視できるようになっていく。

この視点は、自分が抱えている問題を解決するうえでも役立つ。

4　目標達成を後押しする

ランニングは、目標に向かって自分の意思で前進しているという感覚を与えてくれる。この感覚は、人生の大きな選択をしようとしている人に勇気を与えてくれる。

離婚や転職などの環境の変化に対処しようとする人にも適している。希望と人生を前向きに歩む力を与えてくれるはずだ。

マインドフルネスの源流

近年、大きな注目を集めているマインドフルネスだが、その源流は古代の仏教に遡る。マインドフルネスの普及に大きく貢献したのが、マサチューセッツ大学の仏教研究者でマインドフルネスセンター創設者のジョン・カバット・ジンだ。

思考は単なる思考であり、「あなた自身」でも「現実」でもない。
「思考は思考である」という単純な考えを持つことで、
あなたは思考がつくり出す歪んだ現実から自由になれる。

――ジョン・カバット・ジン

マインドフルネスの重要な概念は、過去や未来ではなく、今この瞬間に目の前で起きていること、そして、今この瞬間の思考や感情、感覚に意識を向けることだ。
マインドフルネスに慣れ、上達していくにつれ、あなたはある静かな〝場所〟を手にすることになる。
ストレスを感じたとき、あるいは単に穏やかな気持ちになりたいとき、いつでもその自分だけの〝場所〟でマインドフルネスを実践できる。

仏陀は「何かが起こるたびに、人は2本の矢に射られている」と説いた。1本目の矢は出来事そのもの。2本目の矢は、出来事への反応だ。1本目の矢を避けることはできないが、2本目の矢にどう反応するかは学べる。

マインドフルネスの〝注意深い気づき〟を1本目の矢に意識を向けることで、2本目の矢が生み出す混乱（怒りや不安など）に巻き込まれないようになれる。

マインドフル・ランニングは、マインドフルネスと同様に「グラウンディング」と呼ばれるプロセスからはじまる。しかし、そのやり方は、一般的なマインドフルネス瞑想よりも簡易的でシンプルだ。

マインドフルネスの瞑想では、目指す状態に達するまで、静止して姿勢を保つ必要があるが、その点でもマインドフル・ランニングはより手軽で簡単に十分な効果を得ることができる。

まずはシンプルなマインドフル・ランニングからはじめてみよう。具体的に解決したい課題がある人には、PARTⅡを読んで、具体的な質問を持って走ってほしい。
1回のマインドフル・ランニングは、一つの旅だ。そこではあらゆる癒し、心身の変化が起こり得る。いずれにせよ、まずは実践だ。

身体は運動から、
心は静けさから恩恵を得る。

――サキョン・ミパム・リンポチェ／チベットの高僧

心を整えるランニング　もくじ

PART I

マインドフル・ランニング入門

1 走るセラピー「マインドフル・ランニング」とは

Mindful Running

ランニングは、心身に効く。
心がほぐれ、集中力が高まる。
活力がみなぎり、日々の活動に積極的になれる。

ランニングのこうしたメリットに加えて、さらに多大な効果をもたらしてくれるのがマインドフル・ランニングだ。

マインドフル・ランニングとは、自分自身と向き合って〝今、ここ〟に意識を向けながら走ることで、ストレスや不安から自由になる新しい走り方。

すでにランニング習慣がある人にとっても、走ることの楽しさや豊かさをいっそう実感させてくれる方法だ。

心に静けさをもたらすランニング

最初に、特定のテーマや目標を決めずに走るシンプルなマインドフル・ランニングの方法を説明したい。

「今、ここ」に意識を向け、自分自身と向き合い、自然との一体感を味わう方法だ。ランニングを自然で、楽しく、快適なものにすることを目指していこう。


一般的にランナーは「疲れた」「もうダメだ。今日はここで引き返そう」などといった心の声を聴きながら、その声に負けないように自分と戦いながら走っている。マインドフル・ランニングでは、身体や自然に意識を集中させることで、こうした心の声をしずめていく。

「走ることは息を吐き、足を前に出す、その瞬間の積み重ねだ。そこには、心に静けさや明晰さをもたらす瞑想的な作用がある」とジョン・カバット・ジン（マサチューセッツ大学マインドフルネスセンター創設者）は言っている。

ランニングとマインドフルネスにはよく似た性質があり、それは相補的なものだ。それゆえ、この2つを組み合わせた**マインドフル・ランニングは、ランニングとマインドフルネス双方の効果を最大化することができる。**

続けるうちに、フローと呼ばれる〝究極の集中状態〟に入ることができるようになるはずだ。

自分を知り、心を解放する

マインドフル・ランニングを続けると、自分自身をよく知り、自信を深めることができる。エクササイズはシンプルだが、効果は大きい。

精神力や集中力の高まりは日常生活に活かせるし、走ることで得た教訓は人生のさまざまな局面で役立つ。

あと数歩だけ前に進もうと力を振り絞る。
急な坂道をがんばって登る。
風を切って下り坂を駆け下りる。

こうした**ランニング中の経験はすべて、人生の浮き沈みに対処する力に変わる。**

マインドフル・ランニングは、頭に浮かんでくる雑念（ネガティブ思考）を客観的に観察して、やり過ごす訓練でもある。ネガティブ思考がどの程度減ったかが、マインドフル・ランニングの上達のモノサシになる。

マインドフル・ランニングには、怪我が減るというメリットもある。

「スポーツには、がんばるべきときと、無理せずに流すべきときがある。選手は頭ではこのことを理解しているが、十分に注意を払っていない」ＮＢＡのシカゴブルズなどのプロスポーツチームにマインドフルネスを指導する心理学者ジョージ・モムフォードは言う。

マインドフル・ランニングでは、自分自身の呼吸や身体感覚に意識を向けることが基本となる。そのため、身体の声に早く気づいて、反応できるようになる。

特に、ストレスを感じていたり、人生の難題に直面したりしているときには、リラックスして**心を解放するのにうってつけの方法**になる。

マインドフル・ランニングにはさまざまな効果があるが、最初は気軽に、新鮮な気分を味わえる走り方の一つとして取り入れてみてほしい。

まずは1~2分からはじめてみよう

まずは、普通のランニングに1~2分のマインドフル・ランニングを加えるところからはじめよう。そこから徐々にマインドフル・ランニングの時間を増やしていく。

最初のうちは、普段通りのランニングを数十分続けないと、マインドフルネスにうまく入れない人は少なくない。

はじめはうまくいかなくても、次第に自分のスタイルができてくるから、焦る必要はない。辛抱強く、楽しみながら続けよう。

最初は走りなれたコースを選ぼう。未体験のコースを走ると、地図を確認しなければばならず、集中しにくくなるからだ。

シンプルなマインドフル・ランニング

①　快適な速度を探る
――その日の体調や気分によってペースを変えよう。いつも同じ速度で走る必要はない。

②　周囲に意識を向ける
――気温や風を感じ、目に映るものの色、におい、形などに意識的に注意を向けよう。

③　走りのリズムに乗る
――リズムに乗ってきたら、マインドフルネスに入ろうとしていることを再認識する。

④　歩数を数える
――片方の足が地面を踏んだ数をカウントする。10まで数えたら、1か

ら数え直す。これを繰り返す。

⑤雑念が過ぎ去るのを観察する

——完全に集中できるようになるには時間がかかる。雑念が湧いてくるのは問題ない。それが過ぎ去るのを観察しよう。

⑥身体と周囲を観察する

——「かかとが踏みしめる地面」「首に当たるそよ風」「眉に落ちてくる汗」「肌と触れ合うランニングウェア」あらゆる身体の感覚に意識を向けよう。さらに、目の前の道や木々など、周囲の環境を細かく観察し、世界と調和し、一体化する感覚を味わおう。

タイム・距離は意識しない

マインドフル・ランニングには訓練が必要だが、がむしゃらな努力が求められるような類いのエクササイズではない。じっくりと時間をかけ、自分自身にとってやりやすい方法を模索してほしい。
マインドフル・ランニングでは、タイムや距離などの具体的な目標は設定しない。心を空にして「今この瞬間を味わい尽くす」ことだけに意識を向ければいい。

実際にはじめてみると、思ったよりもうまくいかないこともあるかもしれない。雑念ばかりが浮かんでくることもあるだろう。そんなときは、そのまま走り続け、雑念が過ぎ去っていくのを観察しよう。

心に浮かぶ雑念は、英雄の旅の行く手を阻むドラゴンのようなものだ。しかし、ドラゴンと戦う必要はない。

心の平和は、ドラゴンを倒すことではもたらされない。正面から対決せず、ウィンクをして通り過ぎればいい。そして、**今体験している瞬間の、無限の可能性を楽しむ**のだ。

誰もがそれぞれの道を歩んでいる。自分の道を見つけるのには、時間がかかる。マインドフル・ランニングは目的の場所を見つけるのを助けてくれる。疑いや恐れを、優しさや知恵で乗り越える方法を教えてくれる。

「もう、だめだ」「私にはどうしようもない」誰でもそういう気持ちになったことはあるはずだ。その限界は、自分の頭でつくりあげたものにすぎないことが多い。マインドフル・ランニングは〝偽りの限界〟を乗り越えるのに役立つはずだ。ジョン・カバット・ジンも「心が身体に触れているほど〝真の限界〟を知ることができる」と語っている。

大切なのは、ゆっくり時間をかけて、辛抱強く取り組むことだ。
それでは、一緒に旅に出かけよう。グッドラック！

Mindful Running

走るセラピー
「マインドフル・ランニング」とは

◎ランニングとマインドフルネス双方の効果を最大化するメソッド。
一般的な瞑想より、より手軽に究極の集中状態に入ることができる。
◎ネガティブな思考を減らし、人生の浮き沈みに対処する力が高まる。
◎通常のランニングに1～2分のマインドフル・ランニングの時間を加えることからはじめるとよい。
◎タイムや距離などの目標は設定しない。
「今、ここ」を味わい尽くすことに意識を向ける。

2 自分を探す旅への「心の準備」を整える

Mental Preparation

あなたはこれから、マインドフル・ランニングの旅をはじめることになる。これは自分自身との出会いの旅だ。踏み出す一歩は、他の誰のものでもない、あなた自身の一歩だ。一瞬一瞬が、あなたの人生を有意義にする時間になっていく。

マインドフル・ランニングの本質は、目的地に辿り着くことではなく、旅そのものにある。目の前の道を進むことに、真剣になろう。動き続けよう。

最初の一歩が、頼りなく小さなものであってもかまわない。力強い一歩を踏み出せるようになるまで進み続けよう。行き詰まったら、少し休もう。そして、また進みはじめよう。

旅で大切なのは、一歩ずつ左右の足を交互に前に出して前進し続けること。そして、自分自身と身の回りに意識を向け、すべてを細かく観察することだ。辛抱強く動き続けよう。


すでにある道は、あなたの道ではない。

自分が一歩を踏み出していくことでつくられていく道。

それが、あなたの道なのだ。

――ジョーゼフ・キャンベル／神話学者

「恐れ」「恥」と向き合うと決める

旅の途中で、いくらかの苦しみを味わうことへの心の準備をしておいてほしい。

マインドフル・ランニングを実践すると、心の奥に潜む、やっかいな真実が浮かび上がってくる。自分の中の「恐れ」や「恥」といった感情と直面することになるだろう。それは心の内側に抱えている、もっとも難しい問題と深く結びついている感情だ。

しかし、そこには心を解放してくれる真実がある。

簡単ではないが「これは、この旅の途中で必ず出会う感情なのだ」とみなし、**恐れや恥に心を支配されないように、前進し続けること**だ。

恐怖や恥は、思い込みの先にある〝行き止まり〟のようなものだ。それらは簡単に目の前に現れる。でも、きっと同じくらい簡単にこれらをやり過ごせるようになれる。どうか覚えておいてほしい。**「思考は自分自身ではない」**ということを。どんなことが思い浮かんだとしても、それが自分の中にある真実とは限らない。

「悩み」「不安」を受け入れる

悩みや不安と向き合うのが苦手だったとしても、大丈夫だ。

人生は、勝利と敗北、愛と裏切り、生と死が、川の流れのように絶えず混じり合い変化している。マインドフル・ランニングを実践すれば、この激しい川の流れからいったん離れ、本当の自分に向き合うためのスペースが得られる。すると次第に、問題に正面から向き合い、乗り越えていくことができるようになる。

過去の悲しみや将来の不安のことばかりを考えるのではなく、すべてを受け入れ、今この瞬間の現実に集中できるようになるのだ。

旅を続けるほどに、自分に寛容になれるだろう。**強引に何かを変えようとしなくていい。**自分の内面に細やかな目を向け、そこから得た気づきを受け入れ、嫌な感情や思考に襲われても、それを自然にやり過ごせるようになることを目指すのだ。

「本当の自分」に目を向ける

私のカウンセリングを受けてくれた人の中に、たった1年の間に、事業に失敗し、妻と離婚し、母親を失った人がいる。

どれだけ愛しているものでも、永遠には続かないと悟った彼は、誰の目にも明らかなほどやつれ、自分自身の人生に関心を持てなくなっていた。

だが、一緒にマインドフル・ランニングに取り組むうち、その原因は、本当は子どもも時代に母親に十分に愛されていなかったことにあると気づき、もっと自分を大切にしなければならないと思えるようになった。

本当の自分に目を向けるには勇気がいる。しかし、本当の自分を受け入れることができなければ、いつまでたっても不安が消えることはない。**自分を欺くのを止めれば、心は解放される。**自分を偽り続ける限り、本当の安心や幸福は訪れてくれない。

「私は現在の人間関係に満足している。それに、安定した仕事に就くことができている。とても幸せだ」――そう自分自身に言い聞かせることはできる。しかし、それが偽りであれば、いずれそのかりそめの幸福は内側から崩れていく。

忙しく刺激に満ちた現実世界では、自分に向き合うことを後回しにしてしまいがちだ。明日こそはゆっくり過ごそう、来週こそは食生活を見直そう、来月になったら自分らしく過ごせる時間をつくろう――というふうに。

しかし、自分を大切にすることをおろそかにしていると、自分の外側の世界にも悪い影響が生じてしまう。なぜなら、人は自分自身を知ることによって、他人と良好な関係を築いたり、日常生活を楽しんだりできるようになるからだ。これは、とても単純な真理のように思えるが、実践するのは簡単ではない。

「ビギナーズ・マインド」で自分を解き放つ

自分に優しい目を向けよう。

誰にだって自分自身について気に入らないところはある。それは子どもの頃に植え付けられたケースもあれば、大人になってからの体験が原因のケースもある。

自分の中にあるさまざまな思考とは、あなた自身が思っているほど固定的なものではない。つまり、「私は知っている」「それが当たり前だ」などと思っていることは、本当にそうであるとは限らないのだ。

「私は何も知らない」――これはビギナーズ・マインドとも呼ばれる大事な心構えだ。こう考えることは、それまで慣れ親しんだ狭い考えから自分を解き放ち、新たな視点を開くことにつながる。

あなたは好きなアイスクリームを選べるか？

人間が自分自身をいかに凝り固まった考えでとらえているかをよく示す、私のお気に入りの喩え話を紹介しよう。

アイスクリーム店で、１００種類以上の商品の中から好きなアイスクリームのリストをつくるように頼まれたとする。あなたは何を選ぶだろう？

バニラは外せないし、チョコレートとクッキー・アンド・クリームも好きだ。それからストロベリーも……。リストは5個、10個、20個と増えていく。

こうして考えに考え抜いたリストをつくっても、初めてのアイスクリームを味見してみれば、とんでもなく美味しいことに驚いてしまう。

私たちは自分が思っているよりも、はるかに多様な感覚を持っている。オープンな態度でいなければ、自分のまだ気づいていない側面を見つけることはできない。

ビギナーズ・マインドを心がけ、新しい自分を探すつもりでマインドフル・ランニングをはじめよう。

マインドフル・ランニングに対して今抱いている期待もいったん忘れてほしい。「期待し、計画したことを実現しよう」ではなく、**「これまでは見えていなかった何かを発見しよう」という態度で走る**ことが大切だからだ。

自分自身の「良きコーチ」になる

忍耐強く、物わかりが良く、寛容で、元気を与えてくれる指導者として自分自身に寄り添うようにする。親友や家族など、**愛する人のコーチになったつもりで自分自身を導く**のだ。

良いコーチであるためには、不調のときの自分を励ますことができなければならない。試合前に選手を鼓舞するコーチのように、自分を励まそう。沿道に立って、自分自身を応援しよう。

自分のダメな点が目についたときは、それを成長のチャンスとみなそう。自分に寛容になり、ありのままを受け入れるように努めるのだ。

マインドフル・ランニングでは、うまくいかなかった点も含め、自らの歩みを記録していくことで学びを促す。

良きコーチになることは、特に難しいことではない。**自分を責めるのではなく、受け入れればいい**のだ。試してみれば、それがいかに簡単かということに気づくだろう。後悔したり、自己嫌悪に陥ったりするより、あるがままの自分を受け入れることの方が、はるかに少ない労力で済むのだ。

一番になろうとしないこと。
良い結果を得たいという願望を捨てること。
拍手は期待しないこと。

——アティーシャ／チベット高僧

「努力」「意志」が必要だと覚悟する

映画化された『食べて、祈って、恋をして』で知られる作家のエリザベス・ギルバートは、創作におけるインスピレーションについてこう述べている。

「私はパイプラインのように次々と作品を生み出すことはできません。愚鈍なラバのように一歩一歩荷物を運ばなければ、良いアイデアが浮かんでこないのです」

つまり彼女は、優れた創作は作家がただそこにいるだけで簡単に生まれてくるようなものではなく、必死の努力と強い意志がなければ実現しないと訴えている。

努力と意志で自分と仲良くなる

作家が小説を書くのと同じく、自分自身と良い関係を築くことも、遊び心や挑戦に加えて、努力や意志が必要なクリエイティブな行為だ。

自分の人生を受け入れ、目標を達成していきたいなら、受け身でいてはいけない。ただ座っていても、一日を素晴らしいものにするプランが目の前に現れたりはしない。積極的に前進し、チャレンジしなければならない。時には試みが失敗することもある。しかし、それはあなたにとって大切な学びだ。

壁にぶつかることもあるだろう。だが前に進み続ければ、自ずと進むべき道は見えてくる。

旅は、思っていた場所では終わらないかもしれない。辿り着くまでに、想像していたよりも時間がかかるかもしれない。それでも、前に進み続けることで、きっといつかは良い結果がもたらされる。

Mental Preparation

自分を探す旅への「心の準備」を整える

◎走りはじめると、心の奥のネガティブな感情に向き合うことになる。
都合の悪い感情と出会っても、立ち止まらず前進すると決意しよう。

◎マインドフル・ランニングは勇気と心の安定性をもたらしてくれる。
勇気を持って、本当の自分に目を向け、それを受け入れよう。

◎「私は何も知らない」
――ビギナーズ・マインドで発見の旅に出よう。

◎良いコーチとは、うまくいかないことを責めずに受け入れる。
自分自身の良いコーチになると決めよう。

3 Running Course
心の声に耳を傾けて「ランニングコース」を選ぶ

広い場所を走りたい気分ならば、自由や可能性を求めているのかもしれない。
自然が多く静かな場所を走りたいのなら、安らぎを求めているのかもしれない。
観光客で賑わう場所で走りたいのなら、孤独を感じているのかもしれない。
誰もいない場所で走りたいのなら、自分と向き合いたいのかもしれない――。

心の赴くままに、ランニングコースを選ぼう。自分がどんなコースを欲しているのか意識を向ければいい。しっくりくるコースを選べば、楽しくなって、効果も上がる。

心と身体の反応に敏感になる

自然は急がない。
それでいて、すべてを成し遂げる。
――老子

今の自分に適したコースを見極める感度を高めるには、さまざまなランニングコースで、心と身体がどう反応するかを実験してみるといい。どのコースが効果を感じられるかを調べてみるのだ。

私のお気に入りは、ロンドン中心部にあるハイドパークだ。ここではバラエティに富んだコースを設定できる。きつめに走りたいなら約6キロの周回コース、ゆっくりと気持ちよく走りたいときはサーペンタイン湖の湖畔のコース、という具合に選んでいる。

走る場所によって気持ちにどんな違いが生まれるかを観察しよう。これは「今いる場所がもたらす感覚」に敏感になるためのトレーニングだ。

急な坂道を前にしたとき、いつも以上に気持ちが萎えたのなら、日常生活で気分が落ち込んでいることの表れかもしれない。気分が落ち込んでいる日は、わざわざ坂道のコースを選んで、さらにしんどい思いをしたりしなくてもいい。

ランニングコースは多くのことを教えてくれる。起伏の多いコースは自分が今、人生で逆境に直面していることを思い起こさせてくれるし、尾根道は自分が抱えている問題を俯瞰するのに役立つ。海岸線に沿って走っているときは、膨大な時の流れに身を置きながら、自分の人生を振り返ることができる。

同じコースを何度も走っていると、自分が型にはまった人生を歩んでいて、変化を起こしたいと感じていることに気づきやすくなる。

空の下、自然を感じて走る

我々には、野生という〝強壮剤〟が必要だ。
人間は決して、自然を十分に味わい尽くすことはできない。

——ヘンリー・D・ソロー『ウォールデン 森の生活』

マインドフル・ランニングはできるだけ屋外で実践してほしい。自然には人を癒し、元気づける力がある。公園や砂浜、野山を走ろう。人工物で覆われた都市でも、外に出れば、自然を感じられる。

多くの人は、コンクリートの部屋でテレビやコンピューターの画面を眺めて、自然のリズムから隔絶された毎日を送っている。だが、どれほど自然と切り離されていても、太陽は私たちの真上にある。本来、人間と自然は深い絆で結ばれているのだ。

どれほど自然と疎遠になっていても、屋外に出れば、自然との絆を取り戻すことができる。木々の隙間から、広い空を見上げてみよう。芝生のうえに寝転がってみよう。

スイスの冒険家サラ・マークイスは、ある朝、ゴビ砂漠でテントを開いた瞬間に、自分と環境との区別がなくなり、瞬く間に地球と一体となったような幸福感を味わったという。

そのとき、私は風であり、砂であった。

人間としてのアイデンティティを失った、肉の塊だった。
それ以来、私は自分と自然と区別しなくなった。
現代人は、自然を理解しなくなった。
だが、自然こそ人間が属するところなのだ。

――サラ・マークイス／冒険家

生物学者のエドワード・オズボーン・ウィルソンは著書『バイオフィリア――人間と生物の絆』（平凡社）で、人間には「自然とつながりたい」という本能的な衝動があると主張している。

人間が自然に惹かれるのは、進化の過程で自然と深く関わった人々が生き残り、そうでない人々が淘汰された名残だというのだ。この遺伝的要素が私たちのＤＮＡに受け継がれている。

自然の治癒力の恩恵を受け取る

なぜこれほどまでに自然の中で走ることを奨めるかというと、**自然にはとてつもない治癒力がある**からだ。

環境心理学者のロジャー・ウルリッヒは、レンガの壁しか見えない病室にいる患者に比べて、窓から自然の光景が見える病室にいる患者は、術後の回復で鎮痛剤が少なくて済み、合併症が生じにくくなり、早く退院する傾向があるという画期的な研究結果を発表している。

自然が心身の治癒に良い影響をもたらすことは、他の多くの研究も証明している。

日本には、自然の中に入ってそのエネルギーを浴びることを表す「森林浴」という言葉もある。森林浴には、科学的に証明された、次のようなメリットがある。

・免疫機能の強化
・血圧の低下
・ストレスの軽減や活力の増加
・集中力の強化（ＡＤＨＤの子どもにも該当）
・手術や病気からの迅速な回復

・睡眠サイクルの改善
・直感力の向上

嬉しいのは、表に出て自然に触れるだけで、この治癒力の恩恵が得られることだ。森や山、公園に出かけよう。自宅の庭でもかまわない。

空気のきれいな場所を見つけて、深呼吸しよう。自然に触れ合える場所に、歩いていければ理想的だが、バスや電車などを使って出かけるのも手だ。

目的地に着いたら周りに注意を向ける。においを嗅ぎ、手で触れ、耳を澄ます。その瞬間を味わう。母なる自然の作用で、心拍数やストレスレベル、血圧が下がっていくのを感じよう。

Running Course

心の声に耳を傾けて「ランニングコース」を選ぶ

◎ぴったりのコースは、その時々によって異なる。心の声に従おう。

◎初めのうちは、自分がどんなコースを欲しているか察知するのが難しい。
さまざまなコースを試して、そのときにどう感じるか観察しよう。
次第に感度が上がり、どんなコースが適切なのかわかるようになる。

◎できるだけ自然の多いコースを選ぶと良い。
自然には私たちを癒してくれる強い力がある。

4
Three Basic Steps
マインドフル・ランニングの「3つのステップ」

25ページでは「シンプルなマインドフル・ランニング」の方法を紹介した。ここからは、私がセラピーで行っている方法をご紹介していこう。

私が考案したマインドフル・ランニングは、３つのステップで構成されている。

ステップ1は「グラウンディング」。マインドフルネスで用いられている、自分自身や身の回りを〝点検〟するためのテクニックだ。

ステップ2は、「マインドフル・ランニング」。ここでは、自分で選んだテーマや目標を心に浮かべながら走るテクニックを学ぶ。これは、歩いたり、座って行うことにも応用できる方法だ。

ステップ3は、「ライティング」。ステップ2を振り返って、その内容や感想を記録する。マインドフル・ランニングでは、驚くような心の変化が生じることがある。それを正確に記録する。自分の変化の過程を、後で振り返ることができる。

ステップ1　グラウンディング

グラウンディングとは、ヨガやマインドフルネスでよく使われる用語で、**大地とのつながりを感じ、地にしっかりと根を張るイメージを持つ**ことである。

これは認知行動療法とマインドフルネス瞑想をベースにしたテクニックだ。心身をリラックスさせ、マインドフルネスに入りやすくする効果がある。

忙しい毎日を過ごしている人にとって、雑音を消して心の内側に意識を集中させるのは簡単ではない。だからこそ、このような〝今、ここ〟に集中するためのテクニックが必要となる。

グラウンディングは、次の4つのプロセスからなる。

1　ボディスキャン——身体の内側に意識を向ける

2　環境スキャン——周辺環境に意識を向ける
3　感情スキャン——自分自身の気持ちに意識を向ける
4　プライミング——自分への質問を決める

1 ボディスキャン

ボディスキャンの目的は、今、この瞬間の身体の内側に意識を向けることだ。過去の出来事を思い返したり、未来を心配したりするのを忘れ、頭のてっぺんからつま先まで、身体の隅々に意識を向け、気づきのレベルを上げる。

このプロセスの間に、思考がどう流れていくかにも意識を向ける。何らかの考えが浮かんできても、それを認め、流れるままにする。

ここでは、**意識を身体の内部に留めておく**ことがポイントだ。何かの雑念が浮かんできても追いかけず、身体の感覚に戻ろう。

ボディスキャンは次の４つの手順で行う。

ボディスキャンの手順

①　静かで快適な場所に座る
――椅子に座る場合は、脚や腕を組まない。地面に座るなら脚を組んでもいい。芝生に横たわるなどでもいい。

②　深呼吸し、リラックスする
――背筋を伸ばし、深呼吸し、リラックスする。地面に触れている身体の感覚に意識を向ける。

③　身体の微細な感覚を味わう
――呼吸に合わせて動く全身の微細な感覚に注目する。快適か不快か、感覚が強いか弱いか、などは問題ではない。重要なのは、さまざまな感覚があることに気づくことだ。

④　身体の各部分に意識を向ける
――頭、首、胸、肩、肘、手首、手、指先と順番に意識を向けていく。次に、胸、お腹、背中、鼠径部、太もも、膝下、足首、足先、最後に足

指まで意識を向ける。

ボディスキャンでは、さまざまな身体の感触を発見するはずだ。
衣服と身体が触れ合うのを感じるだろうか？
体温はどうだろう。温かい部分と冷たい部分があるだろうか？
意識を向けやすい部分と、あまり感覚を味わえない部分があるだろうか？
身体の緊張している部分はどこだろうか？
呼吸に寄って、その部分に変化があるだろうか？

ボディスキャンに慣れてきたら、さらに細かくスキャンしてみよう。たとえば、頭をさらに分解して、額、鼻、上唇、下唇、顎、顎の下面といった具合に詳細に観察するのだ。

2　環境スキャン

身体の次は、環境に注意を向ける。目的は、ボディスキャンと同じく〝今、ここ〟に意識を向けることだ。

すべてを知覚する必要も、完璧に知覚する必要もない。気づいたものが何であれ、それを知覚したら、次の何かに進もう。今、この場所で神経を研ぎ澄まし、さまざまな音や感覚と一体になろう。

環境スキャンの手順

①　周囲を観察する
——目の前に何がある？　一番遠くに見えるものは？　もっとも緑が鮮やかなのは？　明るいものは？　普段見落としているものは？

②　耳を澄ます
——何が聞こえる？　何種類の音がする？　どの音が近くで、どの音が遠い？　一番高い音は？　低い音は？

③　においを意識する
――どんなにおいがする？　そのにおいの元は？

④　座っている場所に触れる
――固い？　柔らかい？　温かい？　冷たい？　くすぐったい？

3　感情スキャン

今この瞬間の感情に意識を向けよう。今週でも、今日でも、今朝でもなく、〝今〟何を感じているかを探ろう。

この瞬間に集中することで、**〝今、自分が感じていること〟と〝それまで感じていたこと〟を見分ける**感覚を学べる。

この区別は簡単にも思えるだろうが、感情スキャンを続けるうちに、その違いに気づくはずだ。私たちの心の中では、常にわずかな感情の変化が起こっているのだ。いくつかの感情が、同時に渦巻いていることに気づく人もいるだろう。しかし、その正体を突き止める必要はない。その感情が好ましいものか、好ましくないかを判断する必要もない。ただ、その感情が今この瞬間にあることに気づけばいいのだ。

4　プライミング

プライミングとは、感情や意識を向ける先を決めることだ。具体的には、**その日のマインドフル・ランニングのテーマを決め、質問を選ぶ**ということになる。

本書のＰＡＲＴⅡでは、テーマ別の質問リストを掲載している。その中から、今の自分に関連すると思われる質問を選ぼう。この質問リストを参考に、自分で質問を考えてもいい。

質問を決めれば、このステップは終了だ。この後は、質問の答えを考えながら走ることになる。

走り続けるうちに、想念や感情があふれてくる。一歩を踏み出すごとに、問題の中に深く足を踏み入れて、集中して思考できるような感覚が得られるようになる。

マインドフル・ランニングが人間的な成長に高い効果があるのは、自分の人生や感情の問題に身体全体を使って取り組むことになるからだ。

一人で走る場合は、テーマや質問を声に出してもいい。たとえば、「この不安の原因は何だろう?」と自問してみる。声に出すことで、問題と目的を明確にできる。

適切だと思える質問が見つからないなら、何も決めずに走ってもいい。「自分は今、何をしたいのかがわかっていない」ということに意識を向けるのも、大切なことだ。

プライミングの手順

① 質問を選ぶ

――PART IIの各項目(不安、怒りなど)の末尾の質問リストから選ぶ。もしくは自分で考える。

② 質問の答えを考えながら走りはじめる

――〝質問の答えを探るような感覚〟で身体を動かそう。

ステップ2　マインドフル・ランニング

自分で選んだテーマや目標を心に浮かべながら走りはじめよう。

マインドフルネスの基本は、とてもシンプルだ。それは、途中で心に浮かんだことや感じたことに判断を加えずに、前に進み続けること。

同じ質問を何度使ってもいいし、1つのセッションで複数の質問を選んでもいい。

自分でつくった質問を使ってもいい。直感に従おう。大切なポイントを2つ紹介する。

選んだ質問にこだわりすぎない

質問は、セッションのきっかけにすぎない。走っているうちに、他のテーマが気になってきてもかまわない。重要なことでも、些末なことでもいい。

大切なのは、浮かんできた感情に流されることなく〝自分自身と共にある〟ことだ。温かい目で自分を見守ろう。焦らず、忍耐強く続ければ、次第に自分を受け入れられるようになっていく。

ネガティブな感情で立ち止まらない

走っているうちに、ネガティブな思考や感情が出てくるはずだ。最初は、びっくりしたり、戸惑うかもしれないが、ここでやめてしまうのはもったいない。

慣れてくれば「またか」と客観的に自分の心を観察できるようになる。頭が考えること、心が感じることを、なすがままにしておけばいい。

「私は、うまくできているのだろうか？」などと気にする必要はない。時にはミスを犯すこともあることを受け入れよう。

心の痛みを感じることもあるし、退屈になることもあるはずだ。恐怖や恥と同じく、こうした瞬間を尊重することを学ぶのも、旅の重要な一部だ。

人間は不完全な生き物だ。自分に寛容になることは、自分に与えられる最高の贈り物だ。

ステップ3　ライティング

3番目のステップは、その日のランニングを振り返って、書き出すことである。そのための時間を取るようにしよう。

専用のノートや手帳を準備してもいいし、携帯電話のメモ機能を使って書くのもいい。方法は自由だ。

その日の気持ちや考えたことを記録することで、心の重荷を下ろすことができる。これが書くことの作用だ。セッション中に心に浮かんだことを書くことで、さまざまな気づきも得られるはずだ。

書くことは、自分を大切にし、自分自身に関心を持つこと。それは心の健康を育むうえでとても効果的な手法だ。どんな形でもいい。とにかく書き出すことからはじめよう。

ライティングで書き出すこと

① 頭に浮かんだものを何でも自由に
――天気、走ったコース、出会った人、身体の調子、その日の心の変化。

自分でフィルターをかけ、「これは書くに値しない」などと判断しないようにしよう。

② ランニング中の心の変化

――ランニング中には、何らかの心の変化が生じる。それを現時点の自分の考えで評価したりせず、そのまま正確に記録する。

③ 質問に対する自分の答え

――どんな答えが出てきただろうか？　そのとき、どんな気分がしただろうか？

誰の心の中にも、自分に対して批判的な目を向けているもう一人の自分がいる。そのもう一人の自分の存在に、自覚的になろう。

自分でフィルターをかけ、「これは書くに値しない」などと判断しないように。頭に浮かんだ言葉を、そのまま書き留めよう。

書くことは、自分を大切にし、自分自身に関心を持つことにつながる。それは心の健康を育むうえでとても重要だ。

ライティングの際には、うまく書こうとする必要はない。字を間違えても、気にしなくていい。自分のための記録なのだから、少しばかり間違っていても何の問題もない。

大切なのは、十分な時間をかけることだ。そうして、書いているときの自分の様子を観察しよう。

自分への要求が高く、完璧を求めてはいないだろうか？
少しでも早くゴールに到達しようとしなかっただろうか？
穏やかに、優しい気持ちで自分自身を見ているだろうか？

普段、大切な人にどんなふうに接しているかを思い出してみよう。それは、自分自身との接し方と大きく違っているかもしれない。

何らかの感情に押しつぶされそうなとき、気持ちをはき出せる場所があるのはとても大切だ。心の内面を観察することで、直面している問題の受け止め方がどう変わるかを記録しよう。自分がどんなふうに考え、書いているかを、客観的に見るのだ。

「私は自分に対して、穏やかで忍耐強いだろうか？　それとも、批判的で厳しいだろうか？」と自問し、その答えを書いてみよう。

自分の書いた心の声を読み返すことは、大きな励ましになる。この日記は、旅の良き相棒になってくれるだろう。

「旅の終わり」を見極める

十分に時間をかけて考えたと思ったら、最初にそのテーマに取り組もうとした理由を思い出そう。目的は達成されただろうか？

開始時より問題がかなり改善されたと感じられるのなら、マインドフル・ランニングのプロセスは終わりに近づいているということだ。

すぐに大きな変化がなくても、焦ってはいけない。流れに身を任せ、自然に何かが起こるのを待つという余裕が必要だ。ゆったりした気分で、心の中で起こっている変化を自覚しよう。

旅を振り返り「まとめ」をつくる

もし、一つの旅が終わったと感じるなら、ここで最後に重要な儀式がある。一連のライティングの記録を読み返して「まとめ」をつくるのだ。

これは主観的で個人的な作業だから、**決まった書き方はない。**

過去について書いてもいいし、現在や未来について書いてもいい。正しい方法も間違っている方法もない。自由に書き進めていこう。

ストーリー形式で書いてもいい。自分の過去と現在、そして将来に望むものを物語にしてみるのだ。

書いているときの自分の心境に目を向けよう。

明日への期待に満ちているか？

マインドフル・ランニングで得たものは何か？

きっとさまざまな気づきや発見が得られるだろう。辿ってきた道のはじまりや過程、終わりがよくわかるようになる。

記録を読み返すときに、**どんな感情が湧き上がってくるかを観察しよう。**その記録を書いたときに、心の中で何が起きていたのかを考え、重要だと思われるものを書き留めよう。

その体験で学んだもっとも重要なことや、誰かに口にしたこともなかった秘密を書いてもいい。人生の忘れ物を取り戻す旅を描く物語になるかもしれない。

何度か見直しをしたら、自然と「まとめを書き終えた」という気持ちになるはずだ。まとめは、マインドフル・ランニングの実践を通じてあなたが体験した「旅」の概要だ。その体験が、マインドフル・ランニングの旅にとどまらず、人生の旅と呼ぶべきものだと感じられることもある。

この旅は、あなただけのものだ。ここまで辿り着いた自分を誇りに思おう。マインドフル・ランニングをはじめたときと同じ率直さと勇気を持って、まとめを書こう。

Three Basic Steps

マインドフル・ランニングの「3つのステップ」

◎ステップ1 グラウンディング
身体や感情、周囲へ意識を向けて、地に根を張るイメージを持つ。それらの意識を向ける先、つまりテーマを決めて、質問を選ぶ。心の雑音を消して意識を集中させるために、大事な地固めとなる。

◎ステップ2 マインドフル・ランニング
質問の答えを考えながら走る。浮かんだ答えについて、判断は加えない。ネガティブな思考が湧き上がってきても気にしない。

◎ステップ3 ライティング
走り終えたら、ランニング中に生じた心の変化、質問の答えなど頭に浮かんだことは何でも書き出そう。自分の内面を客観的に受け止められるようになる。

5 究極の集中状態「フロー」のループに入る

Flow Experience

行為それ自体のために自由に行動するとき、
人は多くを学ぶ。

――ミハイ・チクセントミハイ／心理学者

「フロー」とは、心理学者ミハイ・チクセントミハイによって提唱された概念で、「活動に完全に没頭している状態」を表している。

一流のスポーツ選手が「ボールが止まって見えた」とか「一瞬が長く感じた」などといった表現をするのを聞いたことがあるのではないだろうか。極限の集中力を発揮して、最高のパフォーマンスを成し遂げた際にこうした現象が起こる。

フロー状態に突入すると、活動に完全に集中し、自分は状況をコントロールしているという感覚でチャレンジングな課題に取り組むことになる。そのとき、自分という感覚は消え去り、時間の経過を感じなくなる。

フロー体験のループに入る

マインドフル・ランニングは〝もっとも取り組みやすいフロー体験の手段〟だと私は考えている。

マインドフル・ランニングで、フロー状態に入ると、周りの世界は消える。まるで時間が止まったように感じ、「自分は何もかもうまくやれる」という気持ちがみなぎる。

これは自分と走りが一体化したような感覚だ。フローを体験すると、タイム短縮などの何らかの目標を達成したり、ダイエットなど何らかのメリットを得るための手段としてのランニングとは意味が違ってきてしまう。

つまり、何かのためにがんばって走るのではなく、走ることそのものが喜びになり、いつまでも走り続けていたくなる。そんな極上の没入感を味わうことができるのだ。

マインドフル・ランニングでは、**複数の要素が引き金となって、強力なフロー状態が生まれる。**いくつものフローがつながり、強力なフローのループをつくり出すことができるのだ。

フローの引き金となる第1の要素は、**エンドルフィンによるもの**だ。いわゆる「ランナーズ・ハイ」と呼ばれる状態がこれにあたる。

ランニングは脳内物質のエンドルフィンの分泌につながる。エンドルフィンは脳内麻薬と言われることもある多幸感をもたらす神経伝達物質だ。

第2の要素は、**自分自身を物語ること、つまりストーリーテリング**だ。物語によってもフロー体験は発生する。

マインドフル・ランニングは、自分自身の過去や現在の物語を再体験する時間でもある。走りながら物語の中に引き込まれていく——この強烈な感覚を体験したことがある人は多いはずだ。

オーストラリアの先住民アボリジニの「ウォークアバウト」と呼ばれる通過儀礼では、13歳から15歳の少年が部族を離れ、一人で放浪の旅に出る。その旅で、大人たちから聞かされた英雄の物語を自ら体験することで、大人へと成長する。

1回のマインドフル・ランニングは、一つの旅でもある。〝冒険の旅〟によって、少年が変化し成長するように、何らかの変化を自分の中に引き起こすことになるのだ。

第3の要素は、**オキシトシンによるもの**だ。信頼する人と二人で行うマインドフル・ランニングでは、相手を信頼し、思いやることで生まれる脳内物質オキシトシンが分泌される。

オキシトシンは、親密な人間関係や性交渉などによって生じる「愛情ホルモン」と呼ばれる強力なホルモンだ。ストレスをやわらげ、幸せな気分をもたらす効果がある。

マインドフル・ランニングが生み出すフロー

① エクササイズそのものによるフロー
――いわゆる「ランナーズ・ハイ」。運動によってエンドルフィンが分泌され、気分や思考が高まる。

② 物語によって生み出されるフロー
――ランニングは旅であり、そこには物語がある。1回のランニングには、英雄の冒険の旅の物語がある。

③ 愛情ホルモンによるフロー
――二人で行うマインドフル・ランニングでは、思いやりの脳内物質オキシトシンによるフローが起こりやすい。

フローがもたらす自信と安心感

フローは、マインドフル・ランニングの実践の中で、もっとも楽しく、強烈な体験だと言える。まずはフローの感覚を味わい、それに慣れることからはじめよう。

走る速度を変えてみるなどして、どうすればフロー体験が起こりやすいかを実験してみる。**夢中になっていく感覚が生じはじめたら、流れに身を委ねよう。**

自分自身や世界と深くつながるこの瞬間を、じっくりと味わおう。

自分がどこにいて、何をしているのかに細かな注意を向けよう。

恐れずにその感覚と一つになろう。

フロー体験が重要なのは、勢いや自信、強い安心感を与えてくれるからだ。自分が正しい道を歩んでいることを実感できる。強い浄化作用もあり、大きな気づきを得るきっかけになる。

自分自身と向き合い、それまで目を背けていた考えや感情を受け入れていくのは簡単ではないが、フロー体験がもたらしてくれるものを信じ、それと共に走るのだ。

究極の集中状態「フロー」のループに入る

◎フローとは「目の前の活動に完全に没頭している状態」のこと。マインドフル・ランニングは、フローのループに入る最適な手段の一つ。

◎夢中になっていく感覚が生じはじめたら、恐れずにその感覚と一つになろう。
走ることに完全に没頭すると、周りの世界は消えるだろう。
まるで時間が止まったように感じて、自在感がみなぎってくる。
そうしたフロー体験が、マインドフル・ランニングを続けていく糧となる。

6 「二人一緒に走る」ランニングセラピー

Running with a Partner

一人で走るのも素晴らしいが、誰かと一緒に走ることにも、さまざまなメリットがある。

まず、日常ではめったに感じることのできない親密な人間関係を味わえる。そして、誰かに観察してもらうことで、視野が広がり、別のレンズを通して自分自身を見つめられるようになる。

誰かと一緒に走るということは、希望や不安を言葉にして、自己を発見する旅に、相手を招待することなのだ。

ランニング・パートナーの選び方

マインドフル・ランニングでは、自分の弱さや欠点と直面することになる。そのため、自分をさらけ出せる相手を探すことが大切だ。

注意深くパートナーを探そう。内なる声に耳を澄まし、それに従おう。パートナー選びでは、直感が大きな役割を果たす。

ここでは、パートナー選びの基準を３つ挙げておこう。

1　一緒に走ることで関係性が良くなるか？

パートナーに選ぶのは、一般的には、ジム仲間や会社の同僚、仲の良い友達などになるのではないだろうか。

その人との関係性に影響を与えるかもしれないことを念頭に置いていてほしい。もし、よく知らない相手ならば、まずはコーヒーでも飲みながら話をしてみるといい。

2　信頼して、自分を打ち明けられるか？

そのパートナー候補は信頼できるだろうか？

パートナーは、あなたの個人的な情報を知ることになる。二人の間で、秘密を口外しないことを約束しておこう。

結局は、相手を好きかどうかを選択基準にするのも悪くない。一緒にいてリラックスできる相手であることが重要だからだ。

3　同等の体力レベルにあるか？

パートナーには、自分と似た体力の人を選ぶのが好ましい。相手の健康状態を事前に確かめておくこと。自分の体力や健康状態、怪我の有無も正直に伝えておこう。

パートナーとあなたは、共に旅をする仲間だ。二人で走るのは、相手の悪い点を修正したり、励まし、慰め合うためではない。一人が話をして、もう一人が聞く。ただそれだけの対等の関係であるべきなのだ。

パートナーと話し合っておくべきこと

事前に次のことを二人で話し合っておく。

□ランニングのペース。ウォーキングも選択肢に入れていい
□コースはどこにするか
□スケジュール
□どちらがスピーカーになり、どちらがリスナーになるか

スケジュールは、よく話し合い、お互いにとって最適なスケジュールや内容になるよう微調整をしていこう。

たとえば、まずは週に2回のペースで2週間走ってみる。その後、話し合いの時間をつくり、セッションが効果的だったか、これからどれくらい継続させるかなどを二人で検討するというやり方もいいだろう。

話し合いで、意見の相違が生じやすいのは、スピーカー（話し手）とリスナー（聞

き手）の分担だ。望みを正直に話すこと。相手に気をつかって、納得のいかない気持ちのまま走り出すようなことがないようにするべきだ。

1日ごとに交代してもいいし、数週間、役割を固定して、それぞれの役割に専念するという方法もある。

このパートナーシップでの取り組みをいつ終えるかは、あらかじめ決める必要はない。お互いの尊重と配慮を大切に、毎回の相談で判断していく。

パートナーがマインドフル・ランニングへの意欲をなくしたり、怪我のために途中でやめたりする場合があるかもしれない。どんな場合でも、柔軟に対処しよう。パートナーはあくまでも旅の仲間だ。お互いの監督でもなければ、部下でもない。

スピーカー（話し手）の進め方

1　グラウンディング

気持ちを落ち着かせる。そのときの体調や気分に応じて、ランニングのペースを決める。ウォーキングにするか、その日は走らずに座って行うという方法も選択肢にしていい。

2　テーマをリスナーに伝える

テーマを決め、質問を選ぶ。質問は、自分で考えたものでも、本書のＰＡＲＴⅡで紹介するものから選んでもいい。過去に使ったのと同じ質問でも問題ない。

どうしてもぴったりくる質問が浮かばなければ、質問を決めずに、自由に話すことにしてもいい。

3　自由に話す

話し方には、正しい方法も間違った方法もない。正直になり、弱さを見せてもいい。また、ずっと話し続けることが義務ではない。言葉が途切れてしまったら、次の言葉が見つかるまで、黙っていればいい。沈黙も表現の一つだ。

リスナーが上手な聞き手であれば、あなたが一通り話し終わったと思ってから、しばらく間を置いて、その話題について、さらに話すことはないか、質問を投げかけてくれるはずだ。さらに自分の心の奥にある考えや感情をじっくり探ってみよう。

4 終了後に振り返る

終了後は、まずパートナーに感謝を伝えよう。

感情をさらけ出して、多くを話した後には、二日酔いのような気分になることがある。これは、珍しいことではない。心配しなくても、自然におさまっていく。

その日の質問や、話したことが、その後の日常の中でもふと思い出されることがあるだろう。自分に率直になって話した時間は、あなたに何らかの影響を与えるはずだ。

じっくりと時間をかけて振り返り、自分の中で見直し、考えていこう。

スピーカー（話し手）の心得

感触を確かめながら時間をかけて少しずつ進めていこう。心の奥にある感情と向き合い、それを言葉にしていくことが大切だ。以下の6つの点に気をつけよう。

1　理性的であろうとしない

理性は、感情を吐露することの邪魔になる。オープンマインドを心がけ、感じたことを正直に話そう。パートナーが、ありのままの自分を受け入れてくれると信じよう。

2　話を面白くしようとしない

日常生活では、笑いは会話の潤滑油だ。あまり真剣になりすぎて、気まずくなるのをごまかすために使われるものでもある。

マインドフル・ランニングでは、こうした意図的な笑いは必要ない。気まずさや恥ずかしさから目を背けるために、話を面白くしようとしてはいけない。ここは、とても大切なポイントだ。

3　話すことを義務だと思わない

何も言うことが見つからないときは、黙っていてもいい。その時間が、自分の気持ちをさらに掘り下げる時間になるはずだ。

4　相手を責める言葉を使わない

不快な感情が湧き上がってきても、それをリスナーのせいにしてはいけない。自分の内側から生じるものだととらえれば、あなたの言葉づかいも変わってくるはずだ。たとえば、「あなたは遅刻をして、私をこんな気持ちにさせた（相手が主語）」ではなく「あなたが遅刻をすると、私はこんな気持ちになる（私が主語）」というような話し方で、自分を主体にして、気持ちを伝えることだ。

5　一度のセッションですべてを終わらせようとしない

1回ですべてを終わらせようなどと思わず、じっくりと時間をかけて取り組もう。また、話の内容が当初想定していた内容と変わっていくことは珍しくない。何度か繰り返すうちに、真に語るべき話が自然と現れてくるからだ。

6　期待に応えようとして無理をしない

セッションはスピーカーのためのものだ。リスナーに気をつかいすぎてはいけない。心や身体が発する声に耳を傾け、それを素直に表現しよう。

リスナー（聴き手）の進め方

1　グラウンディング

大切な話を聞く前に気持ちを落ち着かせる。スピーカーと話し合って、ランニングのペースを決める。

2　質問を受け取り、聞き役に徹する

スピーカーが何を伝えようとしているのか、真摯に耳を傾けながら、話の間、言葉の選択、調子、身振りを観察することに徹しよう。

話を聞いて、何か思いついたことがあったとしても、今日のあなたの役割は聞くことだ。話の流れを止めてはいけない。

こんなふうに誰かに真剣に耳を傾けてもらう機会はめったにない。だから、スピーカーは実に多くを語る。その話には溜まっていた思いがたくさん込められている。

スピーカーが感情的になっても、引きずられないように。過度に共感したり、話の流れを修正するのはあなたの役割ではない。聞くのが辛かったり、同意できない内容

だとしても、聞き続ける。

話が途切れても、そのままただ相手のそばにいよう。沈黙にも意味がある。黙ったまま、その時間を受け止め、走ることを楽しもう。

3　質問する

相手が話し終えたら、そこで一息ついて間を置こう。そして、もっと話したいことはないか質問をする。

これは、セラピストが使う「ラダリング法」と呼ばれる方法だ。相手の言葉から、さらに体験を掘り下げ、より記憶の奥にある、個人的な場所へ導くことを目指している。

4　終了する

リスナーは、慎重である必要がある。終了したからといって、不用意に話してしまうと、このセッション全体が台無しになるかもしれない。

終了後に、スピーカーの話を分析したり、自分の意見を述べたり、相手を説得しようとしてはいけない。ただ、率直に話してくれたことに対して感謝して終わるようにしよう。

リスナー（聴き手）の心得

リスナーには、簡単な3つのルールがある。このルールを意識しながら、相手の話を聞こう。

基本的には、控え目に振る舞うのがベストだ。スピーカーの話を聞いているときに何かを言いたくなっても控えること。

リスナーの役割は、スピーカーの過ちを正すことではない。

1 判断しないで聞く

リスナーの役割は、スピーカーが話しやすくすることだ。何でも打ち明けられる雰囲気をつくろう。

話に大げさに反応したり、意見を述べたりする必要はない。ただそばにいて、話を聞くという態度が何より大切だ。

2　共感しながら聞く

リスナーの話をそのまま受け止め、共感しよう。リスナーが抱える問題の原因を理論づけたり、解決策を提案したりはしないように。

共感の表現は最小限に抑えよう。できる限り言葉数は少なく、必要なときに共感の言葉を伝えることがポイントだ。話すべきタイミングは自然に訪れる。

3　ただ、そばにいる

真摯な気持ちで相手に関心を持ち、「すぐそばにあなたがいる」と感じてもらえるようにしよう。

スピーカーが立ち止まったり、無言になったりしたときは、ただ静かにそばにいること。沈黙が続くと何かをしゃべりたくなるが、その衝動に負けないように。

どう反応すべきかわからなくてもかまわない。ただそばにいるだけで、大きな癒しになることに自信を持っていい。

パートナーとの絆を深める

ランニングウェアに身を包み、直面している問題を乗り越えることを目指して走り出す。そこには爽快感もあるが、不安もある。それは大きなエネルギーを必要とするものだ。

私の経験では、初回のセッションはたいてい緊張感と活気にあふれた、実りの多いものになる。

スピーカーは、胸のつかえがとれたような解放感を得ることができる。リスナーは、心の奥の真実を打ち明けられることを嬉しく感じる。初回のセッションの終わりにはより強い結びつきを感じるようになるはずだ。

さらに**セッションを数回行えば、パートナー同士の息は合いはじめ、信頼感も増してくる**だろう。

一回一回のセッションは一つの旅だ。旅とは、必ずしも計画通りに進むことばかりではないものだ。**思うような成果が出なくても「今は先が見えない状態だ」と認識して、前に進めばいい。**

マインドフル・ランニングを実践していく中で、怒りや悲しみが生じるのは自然なことだ。それが自分を良く知るために必要なプロセスだからだ。

セッション中に、スピーカーの感情が不安定になったときにどう反応すべきかについて、事前に話し合っておくのもいいことだ。

気にせず走り続けたい人もいれば、足を止めて気持ちを落ち着かせたい人もいる。スピーカーの望みを優先させるようにしよう。

リスナーの基本的役割は、対等な同伴者であることを忘れないようにしよう。セラピストや親、親友のように振る舞う必要はない。

一緒に走り、心の奥にある感情を分かち合うことを繰り返していくうち、二人の間には言葉がなくてもわかり合える雰囲気が生まれるはずだ。

リスナーがその場所にいるだけで、スピーカーにとっては大きな力になる。ただ、そばにいて真摯に耳を傾けることが大きな力になることを体験してほしい。

「二人一緒に走る」ランニングセラピー

◎ランニング・パートナーには、自分をさらけ出せる相手を選ぶ。

◎事前にパートナーと話し合って、進め方を決めておく。（テーマ・コース・スケジュール・スピーカー／リスナーの交代のタイミングなど）

◎スピーカーは、話すテーマを決めて、心の奥にある感情を言葉にしていく。

◎リスナーは、スピーカーに寄り添い、自分の意見を言わずに相手の話を聞く。

7
マインドフルネスの「壁」を乗り越える
Overcoming Obstacles

目の前に何も遮るものがなければ、
それはあなたが進むべき道ではない。

——ジョーゼフ・キャンベル／神話学者

どんな旅でも停滞をするときがある。みんなが前に進んでいるのに、自分だけが後戻りしているように感じられる。そんなときは強い孤独を感じるものだ。

生きていれば、自分の力ではどうしようもない壁にぶち当たることもある。仕事や恋愛がうまくいかない、人から理解してもらえない。トラブルは、際限なく私たちの身に降りかかってくる。

こうしたとき、トラブルに目をつむったり、無理に突破しようとしても、たいていはうまくいかない。

人生には紆余曲折がある——この事実を理解し、現実を受け入れることが大切だ。そうすることで初めて、物事を深く考えられるようになる。

マインドフル・ランニングも同じだ。ここでは、マインドフル・ライニングでよくある悩みや問題について見ていこう。

ネガティブな感情は変化と成長のチャンス

マインドフル・ランニングの最中にネガティブな感情に襲われることがある。「私はマインドフルになれない」「失敗した」などと落ち込む必要はない。**ネガティブな感情というのは、心の奥に隠れる本音を知る手がかり**だからだ。

自分の弱さを認めるのは嫌だからといって、向き合うべきネガティブな感情を封じ込めてしまうのは、もったいないことだ。偽りの自分を演じれば、無駄なエネルギーを使い、疲れ果ててしまう。

正直になって、ごまかしのない、自分の本当の感情を受け入れてみよう。ネガティブな気持ちや、恥ずかしさを感じたら「賢者が価値ある教訓を諭しにきてくれた」「自分の本当の強さのありかを教えてくれるメンターが現れた」と考えよう。

重要な教訓ほど学ぶのは難しいものだ。勇気を出して、走りながら本当の自分と向き合おう。次第に、どんなときにネガティブな感情が現れるか、その背後にどんな本心があるかがわかるようになってくる。

苦しみや不安と戦わない

苦しみや不安は、束の間、心を覆っている思考にすぎない。私たちが手放せば、やがてどこかに過ぎ去っていく。

苦しみや不安といった感情は、あなた自身ではない。**「感情や思考は、一時的に心を占拠しているにすぎない」という考え方はマインドフルネスの根幹**をなすものだ。

心の痛みや恐れを、ただ認識しよう。深く呼吸し、心を解放し、今この瞬間に意識を集中させよう。

仏教徒の著名な作家ペマ・チョドロンは「苦しみや不安に襲われたら、感謝すべきだ」と言う。それは成長の機会になるからだ。ネガティブな感情が浮かんできたら、それを訓練のチャンスだととらえればいい。

人生のさまざまな問題をすべて避けることはできない。現実は、誰にもコントロールできない。だが、起きた問題にどう反応するかは、コントロールできる。

そこにある感情をただ認識する

マラソンランナーはレースの終盤に「壁」と呼ばれる苦しみに直面することがあるが、マインドフル・ランニングを続けていると、この「壁」と同じような停滞感にぶつかることがある。

マインドフル・ランニングにおける「壁」とは、何かに抵抗する心や不安の塊だ。それはたいてい、自分自身の何かを受け入れられないことから生まれている。

この「壁」を突破する驚くほど簡単な解決策がある。それは、**ただ不安や苦しみを「認識すること」**だ。認識することは、受け入れることにつながる。認識すれば、隠したり戦うことなく、今この瞬間の現実を生きられるようになる。

たしかに自分は壁にぶつかっている。それでも、とにかく前進している——このことを認めれば、自分が不安を超えた存在であることがわかる。

走り続ければ、さらに勇気や自信が湧いてくる。その瞬間、初めて真の自分と出会ったような感覚を味わえるだろう。欲望や期待が肩から降ろされ、身軽になれる。

つまり、**不完全な自分を許したその瞬間、逆に世界は完璧なものに近づく**のだ。

苦しみや不安が消えるまで走る人もいる。苦しみや不安を自分の中にしっかり抱きとめることで心が楽になる人もいる。感じ方は人それぞれだ。自分の道を見つけよう。

幽霊との戦いから降りる

私のクライアントはよく、それまでの人生を戦争に喩える。

「子どもの頃は、生きていくために毎日が戦いだった」

「どこから攻撃されるかわからないので、いつも気を張っていた」

強い意志を持って生きてきた彼らの人生に畏敬の念を覚えつつ、私はこう尋ねる。

「今でも同じような過酷な状況ですか？　同じ戦いを続けているのですか？」

幽霊と戦い続ける人生は悲劇だ。「もう二度と犠牲者にはならない」と戦い続けることで、再び自分を何かの犠牲者にしてしまうのだ。

「人生には、戦うべきときがある」とよく言われる。たしかに、これは先人の知恵が詰まった言葉だ。

人は、苦しみに立ち向かう能力を誇りに感じ、生き延びるために必要な強さや技を手放すことを嫌う。過去に体験した戦いと、その苦しみを生き延びるために編み出した技は、勲章のように称えられるべきものだ。

だが、立ち止まって考えてみよう。

「戦う相手は、昔と同じように目の前にいるのだろうか？」

この質問で、大きな気づきを得るクライアントは多い。戦いは、本当はもう終わっている。**戦いを続けさせていたのは、自分の心だったのだ**、と。

自分の人生の課題と向き合うために、マインドフル・ランニングを続けてきた人も、一度立ち止まり、状況が変わっていないかどうかを自問してみよう。

もしかすると、苦しみや痛みの原因は、すでに過去のものになってはいないだろうか？　もしそうなら、もう戦う必要はない。新しい方向に向かって舵を切ってもかまわないのだ。戦いから手を引くことは敗北ではなく、賢者になることなのだ。

パーソナルマップをつくる

マインドフル・ランニングに行き詰まると、それまでに学んできたすべてを忘れてしまいがちだ。一番必要なときに、それまで苦労して手にしてきた知恵を活かせなくなるのだ。

道に迷ったときに頼りになる、自分だけの地図「パーソナルマップ」をつくっておこう。

時間をかけて、地図のタイトルを考えよう。

その地図には、これまで学んできた、重要なことを自由に書き込もう。

これまで記録してきた言葉を読み返し、自分の進むべき方向を示すガイドになるようなものを地図に書き写そう。

さらに、マインドフル・ランニングの新しいテクニックやマントラ、道案内となる

・言葉を随時書き加えていこう。
道に迷ったら、この地図を取り出し、苦労して獲得した知恵に力を借りるのだ。

自分だけのマントラを見つける

マントラとは、精神的なパワーを秘めた言葉のことだ。サンスクリット語で、あなたを守る〝真実の言葉〟を意味する。

マントラになるのは、たとえばこんなフレーズだ。

「私はできる限りのことをやった」

「私はこの悪い流れを断ち切れる」

マインドフル・ランニングの最中に、心に響くフレーズが浮かんでくることがある。本やラジオで、心にひっかかる言葉に出会うこともある。その言葉があなたの前に現れたことには、何らかの理由がある。

イスラーム神学、スーフィズムの神秘主義詩人ルーミーが述べているように、「あなたが求めているものは、あなたを求めている」のだ。心に響くフレーズが浮かんできたら、その言葉を書き留め、何度も読み返し、心に刻もう。

私も、これまでいくつものマントラを使ってきた。とりわけ効果的だったのは、「思考ではなく、感情に従う」だ。これを心の中で繰り返すことで、いたずらに頭で理屈をこねたりせず、そのときの感情を受け入れられるようになった。

しっくりとくるマントラは、簡単には見つからない。辛抱強く取り組もう。

物語をつくる

子ども向けのおとぎ話から大人向けの小説や映画まで、物語を語ること（＝ストーリーテリング）は自分や他人を理解するための優れた方法だ。

自分自身についての物語をつくり、それを心に抱いておくことは、私たちの責任であり、権利でもある。

ストーリーは非現実的で、矛盾した内容を孕むこともある。その意味で、私たちの物語は神話的である。そして、神話と同じく、物語は私たちをどこかに導こうとする。

あなたは自分自身の冒険の英雄だ。だから、物語の結末も自分で選べる。

だからこそ、マインドフル・ランニングの最後につくる「まとめ」がとても大切なのだ。それは、これまでのあなたの物語を理解するチャンスだ。

まとめを書くとき、自分をその物語の英雄に喩えることが効果的だと思えるかどうか、感触を確かめながら書いてみよう。

馬鹿げていると思うかもしれないが、このプロセスは過去の心を解き放ち、未来の道を開くのに効果的だ。特に、勇気を感じやすくなる。マインドフル・ランニングに停滞感を覚えたときは、「自分は冒険の旅をしている英雄だ。そして冒険には困難はつきものだ」と考えてみよう。

Overcoming Obstacles

マインドフルネスの壁を乗り越える

◎ネガティブな感情が湧き上がってきても、封じ込めずに勇気を出して受け入れる。それらは一時的に心を占拠しているにすぎない。やがてどこかに去っていく。

◎「戦う相手は、昔と同じように目の前にいるのだろうか？」と自問してみる。苦しみや痛みの原因は、すでに過去のものではないだろうか？そうであれば、すぐに戦いから降りるべきだ。

◎パーソナルマップやマントラをつくっておき、困難なときに、これらを読み返そう。「自分は冒険の旅をしている英雄だ。冒険には困難はつきものだ」と思えばいい。

PART II

目的別マインドフル・ランニング

1 Depression

「落ち込み・うつ」から抜け出す

自由とは、何もしていない状態を表すのではない。
全力で取り組める、自分にとって
最適な対象を選べる状態にあることなのだ。

——パウロ・コエーリョ『ザーヒル』

「落ち込み・うつ（depression）」は、幅広い症状を表す言葉だ。また、その原因を特定するのも簡単ではない。

ホルモンバランスの乱れ、ショックな出来事、薬物の乱用から生じることもあれば、孤独、不健康な食事、ネガティブな行動パターン、トラウマになる幼児期の体験などの結果として生じることもある。

特に近年、うつが増加している。イギリス国民保健サービス（ＮＨＳ）によれば、イギリスの**人口の一割が人生の一時期にうつを患う**という。

うつ病に苦しんでいる人々が身の回りにいる人も多いだろう。うつに襲われる可能性は誰にでもあるのだ。

マインドフル・ランニングの効果

マインドフル・ランニングは、心と身体の両面から落ち込み・うつに対処することができる。

身体を動かすと気分は前向きになりやすくなる。運動が気分を改善することを示す研究結果は実に多い。

２００６年にオランダで実施された1万９２８８人の双子とその家族を対象にした調査によると、運動をしている人は、そうでない人に比べ、不安、うつ、神経症が少なく、社交的である傾向が見られた。

マインドフル・ランニングは、内なる世界を探検するものだ。**自らの思考や感情、気分を見つめることは、自分自身どうしたいかを自覚することにつながる。**

それは、植物が光に向かって成長しようとする働きに似ている。適切な環境を与えてやれば、私たちの心は植物と同じように、自然と健全な方向に向かおうとする。運動をする、食事を改善する、自分のための時間をつくる、ボランティア活動や習い事をはじめるなどのポジティブな行動は、癒しを促す。

ネガティブな感情が湧き上がってきたら、身体の感覚に意識を集中させよう。そして、嫌な思考や感情が過ぎ去るのを見守るのだ。

簡単ではないが、訓練を続けることで、ネガティブな考えや気持ちにとらわれずに客観的にとらえ、うまくやり過ごせるようになっていく。

落ち込み・うつの原因

落ち込み・うつは、誰でも生じうる。何一つ不自由をしていないような成功者も例外ではない。その症状・兆候には、次のようなものがある。

□疲労感やエネルギー不足
□強い喪失感・悲しみ
□自信・自尊心の低下
□集中力の低下
□楽しいと感じるものが、楽しめなくなる
□常に不安を感じる
□人と会うのが億劫になる。親しい友人でも会いたくない
□無力感
□絶望感
□睡眠障害（夜、眠れない。朝、起きられない）
□罪悪感

□低い自己肯定感
□仕事・学業への支障
□性欲の減退・性生活上の問題
□身体の痛み
□自殺念慮

これらのうち４つ以上が該当する場合は、重度の抑うつの症状を抱えている可能性がある。まずは医師の診断を受けること。うつ病と診断されたなら、必ずしもマインドフル・ランニングを実践することがよいとは限らない。

さらに、一般的なうつの原因としては、以下のものが挙げられる。自分にあてはまるものがあるか確認してみるといいだろう。

□人生の大きな変化——失業、離婚など。
□喪失——家族との死別。失業、移住、加齢など。
□怒り——うつは怒りが抑え込まれた状態であるとも言われる。

□硬直した思考――思考に柔軟さがない。
□小児期の体験――虐待、育児放棄など。
□アルコール依存――一時的な気晴らしにはなるが、長期的には悪影響をもたらす。
□過度の自己批判――自分に厳しすぎると幸福を感じにくくなる。
□その他――漠然とした気分の落ち込み。過去の後悔や生活困窮など。

問いかけてみよう

Q1　どんなときに気分が落ち込むだろうか？

□いつの間にか少しずつ徐々に気分が落ち込んでいくのだろうか？
　それとも、何かきっかけとなる出来事があって気分が落ち込むのだろうか？
□気分が落ち込むと、それはどれくらいの時間続くか？
□落ち込んだ気分がさらに悪化するのはどんなときか？
　逆に、落ち込んだ気分が改善するのはどんなときか？
□気分が落ち込んでいるとき、何をやりたくないと感じたか？　その理由は？
□何度も繰り返し頭に浮かんでくる考えはあるか？
　それは合理的なものだろうか？

Q2　落ち込むと、身体にどんな感覚が生じるだろうか？

□気分が落ち込むとき、身体はどんな感じになるだろうか？

たとえば、頭の中が騒々しい感じがする、口の中が苦くなる、嫌なにおいがする、震えがする、冷や汗が出てくる、胃痛がする……。

Q3　落ち込んでいる気分は、どんなものだろうか？

□落ち込んでいる気分を映像で表現するとしたら何が思い浮かぶだろうか？
　黒い雲、濃い霧、黒い犬、混じり合った色……。
□その〝何か〟（黒い雲など）に名前をつけるとしたら？
　その名前にはどんな意味があるか？
□その〝何か〟は、自分に何を求めているだろうか？

Q4　落ち込みが訪れたときに、どんな反応をしているだろうか？

□自分を責める？　自分に同情する？
□周りにどんなふうに扱ってもらいたいだろうか？
□友人が同じように落ち込んでいたら、自分はどんなふうにケアするだろうか？

やってみよう

1 「気分日記」をつける

形式はどのようなものでもよい。朝一番や就寝前など、時間を決めて日記をつけよう。その日の気分や思ったことを自由に書いていく。

なぜそのような気分になったのか、そのようなことを考えたのかを分析する必要はない。重要なのは、正直に書き出していくことだ。

紙に書き出すことは、自分の状況を客観的に見ることにつながり、自己否定的な思考の堂々巡りを止めることができる。気分に影響を及ぼすパターンが把握できるというメリットもある。

日記はマインドフル・ランニングの大事な旅仲間になってくれるのだ。

2 エクササイズをする

深呼吸、ヨガ、瞑想などのエクササイズも落ち込みの改善に効果的だ。どうしても軽いランニングに出かける気分になれないときに試してみてほしい。

3　日々の生活を見直す

人間関係や健康のために毎日実行するルーチンを決めるのがオススメだ。いきなり努力のいるようなことをはじめてはいけない。ランニングでいきなりマラソンに出かけるようなものだ。10分の散歩、1分のマインドフル・ランニングからはじめよう。

大切なのは「小さな変化」だ。小さな変化の積み重ねがやがて大きな効果をもたらしてくれる。

2 Anxiety

「不安」に振り回されない

デンマークの哲学者セーレン・キルケゴールは「不安は自由の眩暈《めまい》だ」との言葉を遺している。

現代人は大きな自由を手にしたが、その半面、自由は不安を引き起こす原因にもなる。**現代人がある程度の不安を感じるのは、正常なこと**なのだ。

実際、人生には不安を生じさせるものはたくさんある。

月末の支払いをどうやりくりするかといった日常的な問題。

結婚や離婚の決断。

将来への漠然とした不安。

「いつ死ぬか」といった人生の問題。
「そもそもよい人生とは何か」といった哲学的な問い。

常に心が緊張しているような強い不安に悩まされる人もいれば、どこからともなく現れる不安につきまとわれる人もいる。

疲れ果て、絶望的な気分になり、ふと孤独を感じ、世界から取り残されたような強烈な不安に襲われる人もいる。

そもそも**不安は、危険が迫っていることや、何か変化を起こさなければならないことを教えてくれるもので、人間にとって必要な感情**だ。

不安そのものは悪いことではない。問題は、不安が手に負えなくなって、日常生活に支障をきたしてしまうこと。マインドフル・ランニングは不安を手なずけることに役立ってくれるはずだ。

マインドフル・ランニングで不安を抑える

マインドフル・ランニングは、不安によって生じる困った症状を抑えることができる。

・落ち着きがない、イライラする
・疲れやすい
・集中力の低下。頭がぼうっとする
・怒りっぽくなる
・筋肉の緊張
・睡眠障害
・恐れや心配が頭から離れない

マインドフルネスと言語療法、運動を組み合わせた**マインドフル・ランニングは、不安を理解し、解消するために極めて効果的**な方法だ。

最新科学も、マインドフルネスの不安軽減効果を証明している。米ジョンズ・ホプキンス大学の研究では、1万9千件の瞑想研究の中から不安やストレスへの対処をテーマにした47件を選んで分析し、マインドフルネス瞑想が不安、抑うつ、痛みを軽減できると結論づけた。

マインドフル・ランニングの不安へのアプローチには4つの利点がある。

・科学的に不安の軽減効果が裏付けられている方法を組み合わせている。
・過去の出来事を新たな視点でとらえるのに役立つ。
・ありのままの自分を受け入れる気持ちが促される。
・変化を実感し、不安を対処する手段を手に入れたという自信が得られる。

不安はどこから来るか

一般的に、不安はストレスによって生じる。ストレスの原因は、学校、家庭、職場、人間関係のトラブルなど数え切れない。不安から完全に逃れるのは不可能だ。

心理学者のロロ・メイは、不安のポジティブな側面に注目し、こう述べている。

「不安は人間にとって必要な感情で、創造力の源でもある。人間が生きていくうえで避けられない葛藤から生じるもので、変化や成長を生み、停滞や孤立から私たちを救い出してくれる。人間の核と言える感情であり、とてもポジティブな力を持つ」

つまり**大切なのは、不安を消し去ることではなく「不安とどうつき合うか」**なのだ。

「不安は敵でもあるが、味方でもある」と考えるのだ。

もちろん、慢性的な強い不安に悩まされている人は、専門医の診断を受けるべきだ。

しかし、そうでない場合、一見すると厄介者に思える不安が、実は私たちを助けてくれていることは多いのである。

マインドフル・ランニングでは、ストレスや不安にポジティブに関わる。

「昇進できるだろうか」

「デートの誘いにOKしてくれるだろうか」

こうした不安にはどれくらいのエネルギーがあるだろう。不安を避けてばかりではなく、受け入れることを考えてみよう。

その不安は走るスピードやスタミナにどんな影響を与えているだろうか？

不安をポジティブなエネルギーに変えるには？

「不安は生きていくうえで必然的に生じる感情」とみなし、うまく共存していこうと考えることが大切なのだ。

ここからは、不安につながる、いくつかの要因について考えていこう。

1　トラウマ

幼少期に親の離婚や虐待、死別などの体験をした人は、大人になっても、人生を恐ろしいものだと捉えることがある。

そうなると、心が傷つく体験を避けようとして、常に気を張って警戒することになる。

ここは安全？

次の食事はどこでとる？
うまく振る舞えるだろうか？
この人にだまされないだろうか？

マインドフル・ランニングで、原因となる過去の出来事に目を向けることは、不安の理由を理解するのにつながるはずだ。

2　現在の状況

不安とは、人間の心身が本能的に発している警告だとも言える。警告が無視され、何も行動がとられないと、不安はますます悪化する。

不安は人生全般に不満を感じているときにも起こる。忙しすぎたり、余裕がありすぎたりしても起こる。家族の死や愛する人との別れをうまく受け入れられていないときにも、家族や友人との人間関係が悪化しているときにも起こる。

このような状況で「大丈夫だ」と自分に言い聞かせても、解決されるべき問題が未解決のままであることが心の奥でわかっているから不安はおさまらない。

問題の解決に向けて、何かを変えてみよう。さまざまな種類の変化を試してみよう。

3　理由が見当たらない不安

はっきりとした原因はわからないが、漠然とした不安を抱くこともある。理由を探ってみるが、何も心当たりがない。

このような得体の知れない不安には、どう対処すればいいのだろう?

まず、不安を解消するには、必ずしもその正体を理解する必要はないことを意識しよう。原因がわからなくても、日常生活に変化を取り入れることで、不安がやわらぐこともある。

実際には、前述の「現在の状況」と同じく、今の自分が置かれた状況から不安が生じていることが多い。根底には、人生の選択が迫られていたり、人間関係のトラブルがあったりする。だから、その状況に変化を起こすことが大切だ。これは単純だが、驚くほど効果的だ。

不安は、パートナーや親に対して表現できていない怒りや、まだ心の中で消化しきれていない悲しみや後悔から生じているかもしれない。自信のなさや、恥ずかしさ、失敗への恐れ、死の恐怖などが原因かもしれない。

不安は、これから直面するかもしれない物事から私たちを守る役割を果たしているとも言える。不安と向き合うのは簡単なことではないが、それは私たちの生き方や考えを大きく変えうる契機にもなる。

4　人から良く思われたい気持ち

不安は、人から好かれたい、他人から良く思われたいという強い気持ちから生じることがある。人目を気にして緊張してしまい、望んでいるものとは逆の結果を招いてしまうという悪循環に陥ることも珍しくない。

マインドフル・ランニングでは、この不安から抜け出すために、２つの方法を用いる。

一つは、自分の評価を大切にすることだ。

「人からどう評価されているか」ではなく「自分がどう思うか」と考える訓練をしている。自分自身との心の対話を大切にするのだ。

もう一つは、マインドフルネスの実践だ。

マインドフル・ランニングを続けると、普段の生活でもマインドフルな穏やかな気持ちになって、ネガティブな考えにもとらわれにくくなる。

その結果、人の意見があまり気にならなくなり、自信が生まれる。心の中に、信頼でき、慈悲深い自分がいることを実感できるようになる。

5 完璧主義

何事にも、完璧を求めると、思うような結果が得られないものだ。目標を持つのは必要なことだが、何でも自分の思い通りに実現できるわけではない。

予定通りの完璧な一日を過ごそうとしてばかりいると、目の前にある生きた現実を見失いがちになる。

私たちは「欠点は直さなくてはならない」と考えがちだ。それはマインドフル・ランニングの中心にある「自分のすべてを受け入れる」という考えとは相容れない。

理想的な人生を送らなければならないと思い込み、それを実現できない自分を責めてはいないだろうか？

マインドフル・ランニングでは、完璧ではない自分を受け入れる。そして、すでに持っているものを大切にするのだ。

完璧さを求めるのを止めれば、そこに平静な場所があることに気づく。

自分や現実は、思い通りには変えられない――この単純な真実に耳を傾ければ、ストレスや不安をやわらげることができる。

小さなことに喜びを見い出し、現実を受け入れて平穏に暮らす。ありのままの自分を許し、大切にする。それは理想的な自分を追いかけるよりも、はるかに簡単で、満ち足りた気持ちを味わえる生き方だ。

6　孤独

現代では、ＳＮＳで友達とつながっている人が多い。だが、ネットを通じたつながりでは、心の底から安らげる温かな人間関係をつくり出すことは難しい。むしろ、コンピューター中心の生活をすることで、現代人は不安になってしまっている。

私たちは本能的に、本物の人間関係を求めている。合唱団や慈善団体、スポーツチーム、水彩画教室など、何でもいいので集まりに参加してみよう。近所の人に挨拶しよう。たまには一緒に食事やお茶をしたり、お土産を渡したりしよう。

過去に何があったか、未来に何が待っているかは、
私たちが今、心に抱えているものに比べれば、小さな問題だ。

――ラルフ・ワルド・エマーソン

問いかけてみよう

Q1 あなたはどんなときに不安になるだろうか？

□今、何らかの不安を感じているだろうか？
　それはどんな不安だろう？

□避けている感情や、拒否していることはあるか？　それと不安との関係は？

□何か対処しなくてはならない人生の重要な問題に直面しているだろうか？

□人生において、満たされていないと感じていることは？

□ずっと気になっていて、頭から離れないネガティブな考えは？

Q2 あなたはどれくらい不安に影響を受けてきたのだろうか？

□不安は、自分の生活の質にどう影響しているか？

□不安を感じているせいで、自信を持てないと思うことはあるか？

□不安をあまり感じなければ、今とは別の人生を送っている可能性は？

Q3　完璧さを求めることが不安の原因になっていないか？

□非現実的な考えをしていることはないか？
□「白か黒か」という極端なものの考え方をしていないか？
□不安は人間につきものだと受け入れているだろうか？
□考えすぎが、不安の原因になっていないだろうか？
□自分は完璧主義者だと思うか？

Q4　不安を減らすためにできることが1つあるとすれば、それは何だろうか？

□不安をテーマにして自分に手紙を送るなら、何を書くだろう？
□不安とのつき合い方を変えたいだろうか？
□相談できる人はいるだろうか？
□周りに不安で苦しんでいる人はいるか？
　その不安について自分はどう思うか？

3 Anger

「怒り」とうまくつき合う

怒りは、じわじわと人生を蝕んでしまう。怒りは、恋人を冷たくさせ、上司をいらつかせ、友人を気難しくし、子どもを反抗的にする。

人生には、あらゆる種類の困難が思いがけないところから襲ってくる。病気になってライフプランが台無しになることもあれば、信頼していた誰かにひどく裏切られることもある。そんな状況に陥ったとき、私たちは自分で驚くような形で怒りを吐き出してしまうことがある。

不満を解消し、心を解放してくれるような、正当な理由に基づく怒りもある。その一方で、抑えることのできない、衝動的な怒りもある。

良性の怒りと悪性の怒りの区別は、怒りを正しいと感じるかどうかで判断できる。

怒りが間違っているなら、たいていは自覚できるものだ。間違った怒りを頻繁に感じるようなら、マインドフル・ランニングが役立つはずだ。137～138ページの「質問」も、自分の怒りの性質を理解し、その対処策を見つけるのに効果的だ。

怒りを放置していると、抑うつや不安、自己嫌悪、薬物中毒、人間関係の悪化などを招く。ぜひこの章のエクササイズを役立ててほしい。

怒ることで罰せられたりはしない。
人は、怒りそのものから罰せられるのだ。
——仏陀

マインドフル・ランニングで怒りに対処する

怒りと共に走ることは、マインドフル・ランニングのエクササイズの中でもとりわけ強烈な体験だ。そのため、予期しない反応が起こることもある。

怒りについて考えながら走ると、さまざまな感情が湧き上がる。声を荒らげたり、涙を流したりする人もいる。パートナーと一緒に走る場合は、あらかじめ自分の感情を自由に表現することを伝え、合意を得ておこう。

怒りによって走るペースや距離が普段と大きく変わることも珍しくない。**怒りが疲労度や走る速度にどう影響しているかを観察することは怒りの理解につながる。**

勇気を持って、怒りと共に走ろう。不快な感情が起こるかもしれないが、それは自分に大きな変化をもたらす体験になる。

これ以上続けるのが辛いと思ったら走るのを止めてもいいし、まだ行けると思えばそのまま走り続けてもいい。自分の判断で、すべてを決めていい。

このエクササイズには、「これが唯一の正しい方法だ」というものはない。マインドフル・ランニングは、魂から真実を引き出すものだ。泣きたいのなら、泣けばいい。きっと、そうする必要があるのだ。

マインドフル・ランニングがもたらす効果と「きっと、やりとげる」という自分の思いを信じよう。

マインドフルネスの中心にあるのは、穏やかな心だ。そして、この穏やかな心の基礎が「認識すること」である。

「認識」とは、今、目の前にある現実を受け入れることだ。怒りが過去の出来事と関係しているのであれば、それを認識し、やり過ごす。過去を無理に変えようとする必要はない。ただ、その出来事を認め、そして手放せばいい。

怒りを、自分を知る手がかりにしよう。怒りがこみ上げてきたら、マインドフルネスを実践するチャンスと思えばいい。

感情や思考は、どこからかやって来て、どこかへと過ぎ去っていく。**判断を加えずに観察しよう。**繰り返すうちに、こうした視点に慣れるようになる。そして、何か行動をとることなく、怒りをただ認識する術を身につけられるようになるのだ。

怒りの原因

1　弱さを隠す

人は、自分の弱さをさらけ出すのを避けるために怒ることがある。

弱さを人に見せるのは簡単ではない。それはリスクを伴うし、苦しいことだ。だからその代わりに怒るのだ。子どもの頃にこうした自己防衛の方法を身につけた人は、大人になっても同じように振る舞うことが多い。

この裏には、怒ることで、自分の気持ちを理解してもらおうという期待がある。しかし、この方法はうまくいかない。自分の気持ちを、まずは自分自身が言葉で理解し、直接的に言葉で伝えるべきなのだ。

2　ストレス

ストレスがあると、その原因をコントロールしたくなるものだ。たとえば、部下の仕事を仔細に管理したり、パートナーの行動にケチをつけたりする。その結果、ストレスや怒りがさらに増えてしまう。

「世界はストレスのない場所に変えられる」というのは幻想だ。変えられないことは受け入れて、何もかもをコントロールしようとするのは諦めなければならない。

3　満たされない欲求

愛情や尊敬、安全、自由などの欲求が満たされないことでも怒りは生じる。怒りは、変化が必要であることを知らせようとしているのかもしれない。

怒りはいつ、どんなときにこみ上げてくるだろうか？

怒りは何を伝えようとしているのだろうか？

4 トラウマ

過去の心の傷が怒りの引き金になっていると思われるなら、原因が何であれ、その傷を負ったときの自分を、愛おしむ気持ちで見てあげよう。

人生には苦しみがつきものだ。だからこそ、過去の心の傷が悪化しないようにするためには、それを受け入れ、愛する気持ちを持つことが大切だ。そうすれば、人にも同じことができるようになる。

5 依存症

人は誰でも、多かれ少なかれ何かに依存しているものだ。人から依存について指摘されたとき、怒りで反応する人は多い。

依存には、アルコールや喫煙以外にも、オンラインショッピングやソーシャルメディア、ポルノなどさまざまなものがある。

6　失望

多かれ少なかれ、人生では失望を避けられない。だからこそ、失望感を味わったときに、自分がそれにどう反応しているかを理解することには価値がある。

何かに失望するたびに強い怒りが生じるなら、それがなぜかを探ってみるべきだ。「電車が遅れる」「店のサービスが良くない」など、自分の力ではどうすることもできない、軽く受け流せるはずの日常的な失望と「信頼している人からの裏切り」「誰かにだまされる」などの深刻で対処が難しい失望を区別できるようになる。

変えられないものは受け入れ、変えられるものには対処する――その力をマインドフル・ランニングで手に入れよう。

7　健康上の問題

体調管理を怠ると、ストレスや怒りを頻繁に感じるようになってしまう。これらを我慢していると、それはやがて不安や気分の落ち込みにつながることがある。

自分の健康状態と、それがもたらすストレスや怒りについて、よく考えてみよう。

自分の弱さを知り、受け入れる

マインドフル・ランニングで、自分の怒りを観察し、理解を深めると、そのエネルギーをポジティブな方向に向けることができるようになる。走ることで、怒りを燃やし尽くしてしまい、そもそもの問題が解消してしまうこともある。

怒りを感じたとき、**走るスピードがどう変化するのかを意識してみてほしい。**たいていペースは速くなるはずだ。


最近の研究では、運動には怒りをしずめる効果があることがわかっている。わずかな運動でも、怒りに対する強い予防効果がある。

ストレス生理学者のナサニエル・トムは**「怒りそうな状況に陥ることがわかっている場合は、その前に走っておくこと」**と、怒りに対処する方法としてランニングを推奨している。

マインドフル・ランニングではグラウンディングのテクニックを学ぶことで、怒りのエネルギーを建設的な方法で表現しやすくなる。

またライティングによる振り返りの記録は、自分の怒りのタイプを理解するのに役立つものだ。怒りへの理解を深めることで、怒りが生じたときの自分の行動を変えやすくなる。

じっくりと時間をかけ、自分をいたずらに傷つけないようにしながら、怒りを観察しよう。自分の弱さを知ることは、人の弱さを受け入れるための訓練にもなる。

自分を同情する気持ちを持ち、自分の本当の姿を受け入れる——これは怒りに対処する最善の方法だ。不完全な自分を否定するのではなく、受け入れるのだ。

問いかけてみよう

Q1 自分の怒りはどのようなものだろうか？

□怒りを強く感じるのは身体のどの部分か？　怒りの強さはどれくらいか？
怒りの形はどのようなものだろう？　何色だろうか？
□一番に思い浮かぶ怒りの原因は何だろうか？
仕事？　人間関係？　金銭トラブル？
□怒りを感じるのは自分のせいだろうか？
それとも、他人のせいだと思うだろうか？
□パートナーや家族と自分の怒りについて話をしたことはあるだろうか？
それとも、怒りを自分の中に溜め込んでいるか？

Q2 満たされない欲求があるだろうか？

□子どもの頃に満たされていない欲求は何かあっただろうか？

今は何か満たされていない欲求はあるだろうか？
家族やパートナーにそれをはっきりと伝えたことはあるだろうか？
□不条理な目に遭うなど、悔しい思いをしたことはないか？
□両親は、厳しく批判的で怒りっぽい人だったろうか？
現在の自分への影響は？
□近親者の死や両親の離婚、虐待などのトラウマになる体験を経験したか？
□人から認められていないと感じているか？
どのような状況でそれを感じるか？

Q3　どうすれば怒りをコントロールできるだろうか？

□「怒るかどうかは自分次第。怒らないという選択肢もある」と考えられるか？
自分の判断で怒ったのだと、責任を負っているだろうか？
□あなたの怒りに他人はどう反応するか？　それはあなたの意図通りか？
□不適切な怒りと、適切な怒りを区別できるか？
□普段なら怒るような場面で、怒る以外の反応はあるだろうか？

4 Relationships
「人間関係」の悩みに対処する

人間の身体と性格は、器のようなものだ。
誰かに会うたびに、そこに何かが注がれる。
――ジャラール・ウッディーン・ルーミー／ペルシャの神秘主義詩人

なぜ人は相手を誤解したり、傷つけ合ったりしてしまうのだろう？

互いに相手を気遣い合っている人たちの間に、どうして苦悩や怒りが割り込めてしまうのだろうか？

人間関係はなぜ難しいか

人間関係にはさまざまな形がある。

強く安定したものもあれば、弱く不安定なものもある。満ち足りた気持ちにさせてくれるものもあれば、混乱や不安を引き起こすものもある。ある瞬間に大きな愛を感じた相手に、1分後には激しく腹を立てていることもある。

人生は複雑で危険に満ちている。だから、身近な人には安心感や親しみやすさ、わかりやすさを求める。何も言わなくても、自分の本心を理解してもらいたいと思うが、それが実現しないと不満が生じる。

なぜ相手との関係がそのような状況に陥ったか、必死に記憶を辿って原因を探ろうとするが、相手の非を責めたり、自己弁護的なものであったりすれば、関係は修復できない。

多くの場合、**人間関係の問題は「相手が要求を満たしてくれない」という感覚を持つことから生じる。**

そうした不満を適切なタイミングで、うまく伝えるのは簡単ではない。その結果、「こちらがはっきり要求しているのに、それをわかってくれない」とさらに不満を溜め込むことになる。

人間関係がうまくいかない責任を相手になすりつけている限り、問題は解決しない。最初はちょっとした行き違いが、悪化し続ける――そんな最悪の状況を体験したことのある人は多いのではないだろうか。

人は誰一人として同じではない。だから人間関係は難しい。誰かと完全に意見が一致することなどない。お互いが違う存在であることを忘れ、相手を意のままにしたいと思うから、苦しみは生じる。

誰かを愛することは、〝こうあってほしい〟と願望を相手に押しつけることではない。**愛することとは、自分も相手もありのままでいられる関係を築くこと**だ。

自分を受け入れると人間関係は良くなる

「人の過ちを許さない」「他人に完璧さを求める」といった感情は、マインドフル・

ランニングを通して「誰でも過ちを犯すこともある」「失敗したなら、どうカバーするか」といったものに変わっていくはずだ。

他人の欠点を受け入れる第一歩は、自分の欠点を受け入れることだ。弱さや恐れ、批判的なものの見方などを含め、ありのままの自分を受け入れる必要がある。

人間は誰もが、欠点を抱えている。にもかかわらず、現実からかけ離れた、理想的な自己像を追い求めていることが多い。あらためて考えてみよう。

自分や他人の欠点をどれくらい受け入れているだろう?
自分は他人からどんなふうに思われているか?
身近な誰かと比べて違いがあるとしたら、それはなぜ?

マインドフル・ランニングは、あらゆる人間関係の問題を解決する万能薬ではない。しかし、今自分が置かれている状況をさまざまな角度からとらえ直すための有効な手段であることには間違いない。自分の行動パターンや、その背後で自分を突き動かしているものについて、理解を深められるのだ。

150〜153ページに記載した「質問」を考えながら走ってみてほしい。自分の行動の意味や、それらが生み出す感情について熟考することを繰り返すにつれ、それらを客観的に把握できるようになっていくことに気づくはずだ。

自分も相手も尊重する3つの態度

マインドフル・ランニングが人間関係を改善につながる理由は「お互いを尊重する」という考えを大切にすることにある。

尊重することとは、具体的には「無条件の肯定」「共感」「調和」という3つの態度からなる。

より良い人間関係のために重要なこれらの態度を、どう用いることができるかを考えながら、以下を読んでほしい。

1　無条件に肯定する

これはポジティブな態度で、すべてを温かく受け入れる気持ちで自分や他人に接することを意味する。先入観を持たず、心を開いて今この瞬間を相手と分かち合おう。

相手を批判的な目で見ることが習慣になってはいないか？
自分や他人の欠点を、非難してばかりはいないか？

自分の欠点を好きな人は少ない。自分の欠点ばかりが目についているなら、自分を愛することに苦労するのは当然だ。

では、自分を愛するためにはどうしたら良いか？　それは、自分の欠点を認め、それを無条件に受け入れ、肯定することだ。

欠点とは、愛情に飢えているものだ。無条件に受け入れ、肯定すれば、それはもはや欠点とは別のものになる。自分の欠点を受け入れられれば、他人の欠点も受け入れやすくなる。

これまで見捨ててきた自分や他人のネガティブな部分を受け入れることは、心に安らぎをもたらしてくれるのだ。

不思議なパラドックスだった。
ありのままの自分を認めたことで、
私は変わったのだ。

――カール・ロジャーズ／心理学者

2 共感する

共感とは「他人の視点に立って物事を理解する態度」だ。アメリカの心理学者カール・ロジャーズは「自分の意見や価値観を脇に置き、先入観を持たずに他人の世界に入ること」と表現している。

共感するためには、推測や決めつけをせず、自分や他人の心に何が起きているかを、時間をかけて真摯に理解しなければならない。

こうして自分自身や他人への理解が深まると、寛容さや思いやりの気持ちが育っていく。

3　自分自身と調和する

調和とは、自分ではない誰かになろうとするのではなく、ありのままの本当の自分を受け入れること。本来の自分とはかけ離れた誰かになろうとすると、欲求不満や怒り、失望、苦しみの源になってしまう。自分の感情や感覚、思考に敏感になることが、自分との調和の第一歩だ。

ありのままの自分・他人を見る

マインドフル・ランニングでは「自分を受け入れる」「心の平穏を取り戻す」「見識を磨く」といった人間関係に対処するための資質を高めることができる。

過去や現在を含めた等身大の自分自身の姿を正確にとらえられるようになれば、他人の行動や動機も理解できるようになる。

自己受容の能力は、訓練で身につけられるものだ。数週間、意識的に態度を変えようとするだけでも十分な効果が得られる。

マインドフル・ランニングには、自己受容の力を高める3つの要素が含まれている。「走ることそのもの」「自分との関係を見直すこと」「マインドフルネス」だ。

マインドフル・ランニングを実践するようになって「配偶者や恋人との口論（家計や性生活、家事などについての）が減った」「家族や同僚との意見の違いが問題にならなくなった」という感想は私もよく聞いている。

問題に対処するためのカギは、その問題への意識を高めることだ。ここでは人間関係に関する「質問」の答えを考えながら走ることで、自分の行動パターンに気づけるようになる。新たな視点を得ることで、人間関係を仕切り直しやすくなるはずだ。

現在の自分がどのような人間関係を築いているか？
問題が起きたときにどう対処しているか？
幼少期の出来事からどんな影響を受けたか？
過去の人間関係はどんなもので、そこではどんな役割を担っていたか？

質問に答えて、自分自身を振り返っていこう。その際、自分に正直であることが大切だ。欠点があっても恥ずかしく思う必要はない。

あなたには、人を批判的に見る傾向があるかもしれない。すぐに何かを言い訳にする傾向があるかもしれない。

多かれ少なかれ、誰にでもこうした傾向はあるものだが、それを自覚している人は少ない。正しい自己認識のためには、**ありのままの自分を直視する**ことが必要だ。

150ページからの問いかけは次のように活用してほしい。

自分の行動パターンと原因を探る

Q1とQ2は、自分の人間関係のパターンや原因を探るための質問だ。この質問で、自分の人間関係の特徴をつかめるはずだ。今の自分の状況に合ったテーマの質問を選ぼう。

自分自身との関係を問い直す

Q3とQ4は、自分自身との関係を問い直すための質問だ。これらの質問で自分自身との関係を修復できたような感覚が得られるだろう。

これらは、自己受容の能力を高めるための最大の効果がある質問を選んでいる。自分のありのままの感情を認め、恥ずかしがらずに、正直に答えよう。

ランニング中に浮かんでくる考えや感情は、どのようなものであれ否定したりせずに、それと共に走ろう。

問いかけてみよう

Q1　どのように人間関係を構築しているだろうか？

□人間関係に何を期待しているだろう？
　非現実的な期待を抱いていないだろうか？
□人間関係のはじまり方・終わり方にパターンはあるだろうか？
　それはどうしてだろう？
□他人に求める最大のものは？
□惹きつけられるタイプの人は？
　それらの人に共通する特徴は？
□人に対して優しく振る舞おうとしているだろうか？
　そうでなければ、それはなぜだろう？
□他人について、受け入れるのに苦労している部分は？
□両親との関係はどのようなものだったか？

それは今の自分の人間関係に影響しているか？

Q2　自分は人をどのように見る傾向があるだろうか？

□他人を「信頼できない」と思っていないだろうか？
そのことを相手に伝えているだろうか？
信頼できないのは、相手の問題だろうか？
それともあなたの問題だろうか？
□他人に失望を感じることは多い？
その理由は？　相手が要求を満たしてくれないから？
□人を批判的に見てしまう傾向はないか？
他人に先入観を持っていないだろうか？
□他人の言動で、耐えられないと感じるものは？
自分も同じような言動をすることはないだろうか？
□人に腹を立てたときにはどうする？
直接怒りを伝える勇気がないときは？

Q3　周囲の人にどんな印象を与えているだろう？

□自分はどのような存在だろうか？
頼りになる存在？　みんなを喜ばせるお人よし？　近寄りがたい人？
□人に嫌われたり、批判されることを心配していないだろうか？
もしそうであるなら、それは自分の行動にどう影響しているだろう？
批判の内容を人に話すことはできる？
□周囲の人に対し、本当はどのように振る舞いたいか？
□身近な人にオープンな態度で接することができるか？
それとも、本当の気持ちを隠してしまいがちか？
相手に対して心を開くには何が必要？
心を開いたら関係はどう変わる？
悩みを相手に正直に伝えている？

Q4　どんなふうに自分自身を受け止めているだろうか？

□自分自身のもっとも受け入れがたい部分はどこ？　それはなぜ？
□自分は人並み以上の人間だと思う？
□自分の性格で恥ずかしいと感じる部分は？
　そのことで人に隠している秘密はある？
□自分自身を大切にしているか？
　大切にしていないなら、それはなぜ？
□これまでの人生で、勇気を出したのはどんなとき？
□ありのままの自分を受け入れられるか？
□自分に自信はある？
□子どもの頃、人間関係について何を学んだ？
「自慢をする」「生意気だ」と非難されたことはないだろうか？

5 Decision Making

「意思決定力」を高める

人は選択をする。

そして結局は、その選択が人をつくる。

――ケン・レヴァイン／ゲームデザイナー

「意思決定」とは、複数の選択肢から何かを選ぶことだ。

私たちは、日々の生活の中で、深く考えることもなく次々と何かを選択している。プリンをもう一個食べるか、どのテレビ番組を観るか、バスに乗るか歩くか――。意識していなくても、人は、毎日たくさんの意思決定をしている。

これらの大半の意思決定は、データに基づいた合理的な選択ではなく、それぞれの価値観や欲求、これまでの経験や育ちによる個人的な行為としてなされる。

オーストリアの精神科医ヴィクトール・フランクルは、ナチスの強制収容所での体験を『夜と霧』という本にまとめた。

彼は「人間からすべてを奪い尽くそうとしても、奪えないものが1つだけある。それは、与えられた環境の中で自分の態度を選ぶという、人間の最後の自由である」と述べている。

どんな状況であっても意思決定の権利は奪われるものではなく、**意思決定こそが人間にとって大切な自由である**と考えたのである。

自分と調和すると意思決定力は高まる

マインドフル・ランニングは、意思決定力を高めるのに役立つ。自分の直感や意思決定プロセスを深く理解し、信頼できるようになるからだ。

この効果は、マインドフルネスとランニングの相乗効果によってもたらされる。

マインドフルネスによって、頭の中の雑音を消し去り、心の奥底にあるデリケートな真実に近づけるようになる。ランニングは、その真実を表面に浮かび上がらせ、身体を通して直感的に理解する力を高めてくれる。

自分自身を客観的に見つめることで、自分の中の曖昧な部分を許容し、受け入れられるようになる。それが意思決定のプロセスにかかる圧力を軽減してくれる。

研究でも、**マインドフルネスの実践者は不確かなものへの許容度が高く、未知の状況でも決断力が高い**ことを示している。

マインドフルネスの実践者は意図したことと実際の行動とのギャップが少ないという研究結果もある。

マインドフルネス瞑想では、過去ではなく現在に意識を向ける。〝今、ここ〟に集中することで、思いがけないほどのエネルギーや自由が手に入る。そうすることで意図通りの選択がしやすくなるのだ。

意思決定できないのはなぜ？

ネガティブな思考のループ

人は誰でも、心の中で自分自身と対話している。決められない理由は、その対話のせいかもしれない。

何かを決断しようとする度に、「無理だ」「無駄だ」「できない」などと否定するのが癖になってていないだろうか。

たとえば、転職しようと決めるたびに、こんな堂々巡りをしてしまう人がいる。

「この仕事は嫌いだけど、転職で今よりひどい状況になったら?」

「よその会社でも同じことの繰り返しだ。少なくとも今の職場には慣れている」

「4年前に転職のチャンスを逃してしまったのが悔やまれる。あのときは、怖くて動けなかった。自分はなんて臆病者なんだ。もうこのままこの会社にいるしかない……」

意思決定ができず、行き詰まってしまうのは、その人の心に原因がある。

何度も繰り返す思考パターンを、図にして客観的に俯瞰してみるといい。**思考のループを客観的に眺めることがループを断ち切る鍵**になる。

そこには、今ではもはや意味のない、過去のトラウマや恐怖が隠れているはずだ。心の持ち方が変われば、自分をとりまく世界も変えることができるようになる。

先送りにしたい気持ち

「選択したくない」「意思決定を先送りしたい」と考えてしまうなら、前進することや、変化を起こすことを恐れてしまっているのかもしれない。

厳密には「選択をしない」ことはできない。「選択をしない」ことも一つの選択だからだ。にもかかわらず、私たちは「Xを選べば必ずYになる」という保証がなければ、選択しようとしない。

選択には、必ずリスクが伴うものだ。好きな人に告白しても、必ず好きになってくれるとは限らないのは当然だろう。

リスクに自分をさらさずに、責任を逃れようとして、決断を先延ばしにすると、たいていの場合、問題をさらに悪化させてしまう。

他人の評価

他人からどう評価されるかばかりを気にしてしまう人もいる。

「この車を買ったら、近所の人からどう思われるだろう？」

「このシャツを買えば、格好良く見えるだろうか？」

マインドフル・ランニングをすれば、こうした硬直したものの見方を、シンプルで自分の心に素直に従ったものに変えていける。小さな意思決定からはじめよう。

間違った選択への不安・恐怖

どれが最善なのかわからなければ意思決定できない。しばらくしたら後悔するだろう……こんな考え方は堂々巡りでストレスが溜まるばかりだ。

意思決定する力は、筋肉のように鍛えることができる。まずは重要度の低い日常生活の細々とした選択を、素早く的確にしてみよう。

小さな成功体験を積み重ねることで、自分にも正しい選択ができるという自信が深まっていく。そうしているうちに、重要な選択も適切にできるようになるだろう。

意思決定のためのマインドフル・ランニング

①　グラウンディング

――慣れれば5分程度でリラックス状態に入れる。

②　質問を選ぶ

――「質問」リストにざっと目を走らせ、直感的にピンときたものを選ぼう。答えを見つけようとしてがんばりすぎないように。

③　答えを思い浮かべる

――走りはじめると次第に、頭の中が整理され、何らかの答えが見つかるはずだ。これを「答えA」としよう。

④　反対の答えを思い浮かべる

――正反対の「答えB」を頭に浮かべてみよう。身体はどう反応するだろうか？

⑤　走るスピードを変える

――スピードの変化が思考や感情にどう影響するかを観察する。答えは変化するだろうか。

⑥ 振り返る
――走り終えたら、走りながら考えたことを書き出し、走る前の考えと比較する。

⑦ まとめる
――①～⑥を繰り返す。結論に達したと感じたら、最後に「まとめ」を書こう。過程を整理することで、答えを自分で導いたという感覚を持てるようになる。

意思決定とは「創造的な自己認識」

突き詰めれば、意思決定とは私たちが自分自身や世界をどう理解しているかを表現する手段だ。そこには「自分は、どんな人になりたいのか」「人からどんなふうに見られたいのか」という願望が込められている。

「自分がどんな人間であるか」を絶え間なく定義するという意味において、意思決定は極めて創造的な行為だ。

だからこそ、意思決定には多くの感情とエネルギーを必要とする。選択をすることで、自信が深まることもあれば、不安になることもある。意思決定には大きな責任を伴う場合があるため、こうした反応が起こるのも自然なことだ。

身体を通して問題と向かい合えば、さまざまなフィードバックが得られる。走りながら感情を観察することで、心と身体の両方を通じて、明確な決断を導きやすくなる。走ることで、頭で考えるだけではなく、全身で問題と向き合うことができるのだ。

問いかけてみよう

Q1　意思決定のとき、身体はどのような反応をしているだろうか？

□何かを決断しなければならないとき、強いプレッシャーを感じる？
□意思決定に自信がないことで損をしたことがある？
□自分が決断すべきことを、他人に決められることに抵抗はない？
□子どもの頃、自分の代わりに他の誰が物事を決めていた？
□優柔不断は、昔からの問題？　最近の問題なら、その原因は？

Q2　人生の大きな選択をどう感じるだろうか？

□目の前にある人生の大きな選択について、直感的に何を感じている？
　こうした大きな選択をする際、直感を大切にしている？
□その選択をしたら何を得て、何を失う？
　その選択は先延ばしにできる？　今は決断すべきタイミングか？

決断しなければどうなる？

Ｑ３　どう人生の大きな選択をしているだろうか？

□堂々巡りの考えに陥り、決断できなくなっていないか？
□優柔不断は自分にプラスに作用しているか？　自分の望みを妨げていないか？
□「したいこと」（自分の好みや価値観、興味）と、「すべきこと」（他人や社会から求められていること）の違いをはっきりと区別している？
□意思決定の妨げになっている、別の問題はないか？
□直感に従って選択をしている？
現実的になるために、感情を抑えつけてはいないか？
□その場の衝動や気まぐれで、心の声を無視した選択をしていないか？
□身の回りにいる決断力のある／ない人たちにはどんな特徴がある？
自分との共通点は？

6 Parents and Kids

親と子で「共感力」を深める

木を知ると、忍耐の意味がわかる。
草を知ると、継続の価値がわかる。

――ハル・ボーランド／作家

子どもにとって、ランニングは楽しいものだ。集中力を高め、学力を上げる効果も高い。親子で一緒に走れば、日頃思っていることや学校生活について心を開いて話すこともできる。

マインドフル・ランニングは、親が子どもと良い関係を築き、子どもの成長を促すのにぴったりの手法なのだ。

子どもへの最高の贈り物

子どもをマインドフル・ランニングという大人の世界に招待しよう。そうすれば、代わりに子どもは、大人たちの知らない子どもの世界を教えてくれる。

子どもは親とのランニングを、特別なものとみなすようになるはずだ。そうやって子どもと一緒に話をしながら走るのは、親子のかけがえのない時間になる。

走っていると脳内で分泌されるエンドルフィンやアドレナリン、親密さを促すオキシトシンなどのホルモンは、親子を強く結びつける。

また、大人と同じペースでゴールまで走り抜くことを繰り返すうちに、子どもは達成感を味わい、誇りを持ち、普段の生活にも積極的になっていく。

何より親が子どもに与えられる最高の贈り物は時間だ。**自分だけのために時間を捧げてくれた親への信頼や親しみは増していく。**そのことが、子どもの精神を安心させ、自分自身を受け入れる力を高めることにもつながる。

自然に触れる機会を与えよう

現代の子どもは自然と触れ合う機会が少ない。自然豊かな場所で遊ぶ機会を与え、子どもたちに本来の自由奔放さを発揮できるようにしてやるのは、大人の責任だ。

現代社会では、自然に触れ合うことの重要さは増している。現代人の不安の多くは、自然とのバランスを失ったことから生じているとも言えるからだ。

スマートフォンやゲーム機が子どもにおよぼす悪影響については、あらためて言うまでもない。ゲームを巡って子どもと何度も口論をしてきたという人も珍しくないだろう。

屋外で遊ぶことが好きな子どもは多い。自然は子どもたちの魂を解放し、強い人間に育てる。

子どもたちは自然の中で、自分で判断する力を磨いていく。目的地にはどうやって行けばいいか、森で迷子になったらどうすればいいか。こうして培った自立心や好奇心、忍耐強さは、人生で大いに役立つ。

子どもをランニングに誘うときは、これから説明するやり方にこだわりすぎないようにしよう。子どもに不要なプレッシャーを与えてしまうからだ。

基本的には「一緒に楽しく走ろう」と伝えるだけでいい。何よりも大切なのは、子どもと外に出て一緒に身体を動かし、話をすることだ。

無理に会話の流れをコントロールしなくていい。走るうちに、お互いにどんどん正直な気持ちになり、会話は生き物のようにある方向へと流れていくからだ。

親子で走るマインドフル・ランニング　8つのステップ

① グラウンディング
――退屈がって、うまくできない子どももいるだろう。グラウンディングの最後に行う「プライミング」をしておくと、日頃の悩みを打ち明けやすくなるはずだ。

② 質問「走りはじめる準備ができたか？」

③ 質問「どのくらいのペースで走るか？」

④ 走りはじめる

——会話は自然の流れに任せる。

⑤ 質問をする
——質問は、走りはじめる前に合意を得ておくのもいい。ラダリング法（85ページ）を意識して、穏やかにじっくり会話をしよう。

⑥ 耳を傾ける
——子どもが本当に言いたいことは何かを探ろう。

⑦ 子どもの変化を観察する
——子どもの息づかいや走るペースの変化を観察しよう。すぐに成果を得ようとせず、一緒に走る時間を楽しもう。

⑧ 走り終える
——ハグして、ほめてあげよう。

子どもが走りたがらないときは……

運動が苦手だったり、太っていたりする子どもを、屋外のランニングに誘い出すのは簡単ではない。親と一緒に何かをするのは格好が悪いからという理由で、嫌がる子どももいる。

しかし、こうした子どもたちほど、親子で走ることによる変化は大きいものになる。まずはゆっくり走ることからはじめて、ランニングを楽しむことを意識させたり、ゲームの要素を取り入れたりすることをおすすめする。犬を飼っている人は、一緒に走るのもいいだろう。最初は歩くことからスタートしてもいい。

何度か続けるうちに、次第に子どもは自然の中を駆け回ることを楽しむようになり、親子の距離感も縮まっていくはずだ。

親子ランニングを楽しむ４つのアイデア

①　ランニング用アプリを使う——距離や速さなどを比べるのは楽しい。

② 数える――カエデの木が何本あったか、途中で犬が何匹いたかなど。
③ 挨拶する――すれ違うランナーに挨拶し、返ってくる言葉を楽しむ。
④ 走る場所を変える――いつもの公園ではなく、森へ出かけるなど。

「共感《エンパシー》ラン」で共感力を育てる

「共感ラン」とは、子どもの共感力を育て、親子の関係を深めるのに効果的なマインドフル・ランニングの方法である。家庭でも学校でも実践できる簡単なエクササイズだ。

「ザ・スクール・オブ・ライフ」の創立者兼教師であるローマン・クルスナリックは、「共感」をこう定義している。

「想像力を働かせ、人の立場になり、その感情や視点を理解し、それを自分の行動の指針とすること」。

カナダ政府の研究によれば、**共感力向上の訓練を受けた子どもは、困っている人を**

助けようとする行動が増えたという。さらに、成績の向上、いじめの減少、授業中の集中度の向上、親や友人との人間関係の改善などの良い効果が見られた。

ミシガン大学の研究によれば、過去30年間で学生の共感力は大幅に低下しているという。とりわけ、ここ10年間の落ち込みは激しい。

学校や家庭でも、そのことを指摘する声は多く聞こえる。しかも、これは若者だけではなく、あらゆる世代に起きている。

この変化の原因には、テクノロジーの発達で直接人に接する機会が減少したことなど、さまざま考えられる。誰もが忙しく、じっくり人づき合いができる時間を持てずにいる。子どもたちも、そんな親の背中を見て行動を真似ている。

良い情報もある。ミシガン大学の研究によれば、共感力とは可変的だ。つまり、トレーニングで高められるのだ。

共感力を高めるには、二人で行うマインドフル・ランニングが効果的だ。175～182ページに記載した質問は、親子の距離を短くし、お互いに学び合うためにぜひ役立ててほしい。

一緒に走ることで連帯感が深まると、子どもは「誰かにいじめられている」「好きな人がいる」「背が低いことが気になる」「みんなの前でうまく話ができない」など、普段は口にしないような悩みを打ち明けてくるようになる。

こうした本音が出てくるのは重要だ。子どもが現実離れした高い自己イメージを追いかけず、ありのままの自分を受け入れようとしていることの証しでもあるからだ。

共感ランの実践方法

家庭での実践方法

① 短時間のランニング

② シンプルな質疑応答

このシンプルな2ステップが共感ランの基本だ。

子どもは、**相手の立場で物事を考えることを体験し、他人に関心を持ち、人間関係を築く能力が自分にあることを発見する。**リスナーとスピーカーの役割を交代し、それまで知らなかった相手の意外な側面に気づくことが、大きな共感を育む。

走り終えたら、リスナーがスピーカーの話をまとめ、それを基に二人でセッションの感想を話し合う。セッションごとにスピーカーとリスナーを交代するので、続けるうちに相互理解が進み、共感が深まることになる。

学校での実践方法

子どもたちは二人一組でペアをつくり、ランニングを開始する。走る場所は、グラウンドや学校付近の周回コースなど、安全で走りやすければどこでもいい。

週ごとにテーマを決め、以下のリストから選んだ「質問」を子どもたちに課題として与える。テーマは、たとえば第1週は「友情」、第2週は「幸福」、第3週は「怒りと悲しみ」というふうに設定する。

学校向けの共感ランは、**子ども同士の関係改善**を主眼にしている。子どもたちは、相手に積極的に関心を持ち、〝話し方〟にも注目することを促される。

話しながら走ることで、運動が苦手な子どもたちも楽しくエクササイズに参加しやすくなる。こうした楽しさが、活発な意見の交換にもつながっていく。

問いかけてみよう

Q1　子ども向けの一般的な質問集

□尊敬する人は？
□怖いものは何？
□親に一番してほしいことは？
□一日中、好きなことができるとしたら何をする？
□完璧な人間はいると思う？
□もしこれまで一度も自然を見たことがなかったら、どんな感覚がすると思う？
□もう二度と自然を見られないと言われたら、どう思う？
□誰かを許した／許されたとき、どんなふうに感じた？
□大人になったらどんな人になりたい？　そのために今何をすればいい？
□最近、勇気を出して何かをしたことは？　どんな気分がした？
□自信を感じるのはどんなとき？　どんな気分がする？

□自信がない人にはどんな言葉をかける？
□最近、寂しいと感じたことは？　寂しさを紛らわすために何をした？
□誰かに親切にするとき、どんな気分がする？
□最近、知らない人に親切にしたのはいつ？　どんなことが起こった？
□誰かに話したいけど、難しいと感じていることはある？
□何をしているときが楽しい？
□好きな気分は？　嫌いな気分は？
□何でも簡単にできる方法があったら、それを選ぶ？
□もっと勇気がほしいと思うのは、どんなとき？
□他人の欠点を受け入れたら、もっと気が楽になると思う？

Q2　学校生活に関する質問集

□今日学校で勉強したことで、面白いと思ったものは？
□学校に苦手は人はいる？　その理由は？
□学校で流行っているものは？

□うまくいっていない友達はいる？　その友達はどんな気持ちでいると思う？
□友達から冷たくされたとき、どんな気分がする？
□クラスの人気者でいなければ、というプレッシャーは感じる？
□親友は誰？　どんなところが好き？
□学校生活で得意なことは？　苦手なことは？
□最近、怒る、悲しい、イライラするなどの気持ちを感じたことは？
　友達はその気持ちを、どれくらい感じていると思う？

Q3　勉強についての質問集

□学校生活で好きなことは？
□授業は難しいと感じる？
□授業の内容がわからないことはある？　そのとき、どんな気持ちになる？
□学校に通わなくても勉強はできると思う？
□大人も何かを学ぶことはできると思う？
□今までに学んだことの中で、最高のものは何？

Q4　友情についての質問集

□友達のことは好き？
□自分は、相手にとって良い友達だと思う？　その理由は？
□友達のせいで悲しい思いをしたことは？
□クラスに孤独を感じている人がいると思う？
□言葉を使わずに友達を励ますにはどうすればいい？
□誰にも友達がいると思う？

Q5　気持ちについての質問集

□好きな気持ちは何？
□一日のうちで、どんな気分でいることが一番多い？
□もっと味わいたい気分は何？
□感じている気分によって戸惑うことはある？
□大人も子どもと同じような気持ちを味わっていると思う？

□一度に複数の感情を体験することはできると思う？

Q6 勇気についての質問

□最近、何かを怖いと感じたのはいつ？　どんな気分がした？
□怖くても気持ちを強く保つにはどうすればいいと思う？
□大人にも怖いものがあると思う？
□最近、勇気を出したのはいつ？
□怖いけど、勇敢に振る舞えるときがあると思う？

Q7 幸福についての質問

□幸せとはどんなものだと思う？
□幸せな気分になるのはどんなとき？
□悲しみがなければ幸せになれる？
□住む家がなくても幸せになれる？
□誰を幸せにしたい？

□悲しんでいる人を幸せな気分にするにはどうすればいい？
□あなたが悲しいときに幸せな気分にしてくれるものは？

Q8　親切についての質問

□これまでで一番の「人からの親切」は？
□これまでで一番の「自分がした親切」は？
□誰かに親切にされたら、どんな気持ちになる？
□知らない人に親切にできる？
□人に親切にできなかったことはある？
□最近、誰かを許したことは？　それは難しかった？
□誰かを許した後で、どんな気持ちになった？

Q9　忍耐・同情についての質問

□忍耐とは何だろう？
□自分は忍耐強いと思う？　それともせっかち？

□誰かがせっかちなとき、どう感じる？
□同情とは何だろう？
□同情心を持つことは重要だと思う？
□同情心がなくても、人に親切でいられる？

Q10 怒りと悲しみについての質問

□最近、怒ったのはいつ？
□最近、悲しかったのはいつ？
□怒ったり悲しんだりしたとき、気分が良くなった？　誰かが助けてくれた？
□自分が怒ったり悲しんだりしているとき、友達はどんな気持ちになると思う？
□怒ったり悲しんだりしているときは、どんなことを考えている？
□怒ったり悲しんだりする原因は、いつも同じ？

Q11 自信についての質問

□自信とは何だろう？　一番自信があることは何？

□学校生活で自信を感じている？
□自信がないとき、どんな気持ちがする？
□いつも自信がないといけないと思う？
□大人はいつも自信を持っていると思う？
□誰かに自信をつけさせるためには、どうすればいい？

Q12 自然と世界についての質問

□外国の子どもたちは幸せに暮らしていると思う？
□世界中の人たちが幸せになるためには何が必要？
□自然のどんなところが好き？
□田舎や海を一度も見たことがなかったら、どんな考えを持つと思う？
□誰かに見せたい自然の景色はどんなところ？
□今日が地球最後の日だとしたら、何をする？

旅の終わりに

あなたは、大海の一滴ではない。
一滴の中にある、すべての海なのだ。
――ジャラール・ウッディーン・ルーミー／ペルシャの神秘主義詩人

旅の終わりで大切なのは、旅を通じて手に入れたものを再認識し、その後も維持することだ。それは、走りながら心に浮かんだ感情を振り返り、それまで抱えていた心の荷物を下ろしてもいいと自分を許すことでもある。

マインドフル・ランニングの旅を通じて、あなたは「人生には変えられないものがある」ことを理解したはずだ。私たちにできることは、変えられないものを変えることではなく、それをありのままに受け入れることだ。

もちろん、その実践は簡単ではない。私たちを苦しめる何かは、糊のように心にくっつき、離れない。

だから私たちは、非現実的な考えを抱くようになる。問題が存在していないふりをしたり、ありもしない何かが問題を解決してくれると空想したりする。

だが非現実的な考えに頼ろうとしても、心が疲れるだけだし、問題も解決しない。

まずは、自分を苦しめている何かが、空想の産物か、現実のものかを判断しなければならない。

バックパックの奥には何がある？

誰でも、心のクローゼットの奥には、長年荷物を入れっぱなしのバックパックがあるはずだ。しかも、そのバックパックにどんな荷物が入っているのか、記憶はぼんやりしている。

マインドフル・ランニングで自分と向き合うのは、このバックパックを背負って重さを確かめたり、中をのぞき込んだりすることに似ている。

その経験を確かなものにするには、バッグパックの荷物をすべて取り出し、並べてみなければならない。つまり、自分の心の奥にあるものを取り出し、本当の自分がどのようなものなのか、どんな感情を抱いているかを理解するのだ。

「本当はこんな気持ちを抱えていた」

「私は自分が思っているほど賢くも強くもない」

マインドフル・ランニングは、これまで認めていなかった自分の真の姿を言葉にすることなのだ。

セラピストの経験からわかったことは、クライアントに大きな変化が起こるのは、「ずっと感じてきたが、誰にも言えなかった本心」を本人が言葉にするときだということだ。

私は、その本心をできる限りシンプルに繰り返し言うように促す。そうすることで、クライアントはその言葉を自分自身のものだと感じ、客観的に捉えられるようになる。

これまで誰にも伝えたことのない考えや感情はないだろうか？

心の奥には確かにあるのに、無視したり、隠したり、人の目に触れないようにしてきたものはないだろうか？　それを単純な言葉で表現してみよう。

「いつも何かに怯えている」

「誰かに愛されていると心から感じたことがない」

「自分の中に邪悪なものがあるように感じる」

「自分は強い人間ではない。そのことを人に悟られないようにしなければならない」

たとえば、こんな言葉だ。その言葉を声に出してみよう。

見知らぬ人でも犬でも誰が相手でもかまわない。夜に誰もいない場所で叫んでもいいし、砂浜で海に向かって叫んでもいい。大声で叫ぶことで解放感を味わえる人もいれば、小さな声でつぶやくだけでも十分だという人もいる。自分にとってうまくいく方法を探そう。


他人が原因となって心に刻み込まれた痛みや恥について、自分で責任をとるのは難しいかもしれない。

だが、理由は何であれ、その感情はあなたの心の奥にあり、癒されるのを待っている。自分のせいではなくても、そこに痛みや恥があるのは真実なのだ。

心の傷を癒し、平穏を得るための第一歩は、真実を認めることだ。

マインドフル・ランニングの旅は、真実に近づくのに役立つ。最後の「まとめ」を書くことで、これまでの旅の道のりと、これからの計画を理解しやすくなる。

重たい荷物を下ろして歩く

マインドフル・ランニングで得たものをこれからも持続していくには、ネガティブな感情とうまく折り合いをつけていくことも大切だ。そのためには、ありのままの自分自身を認め、許さなければならない。

何十年も、毎朝、同じ悩みを抱えて目を覚ます人もいる。

悩みを知られるのが恥ずかしいので、配偶者にさえ本心を打ち明けない人もいる。

酒や仕事、SNSに依存して、苦しみを紛らわそうとする人もいる。

本当の自分を傷つけられたくないばかりに、ありもしない攻撃に備えて意味のないガードを固める人もいる。

「これまでの人生、恥や罪悪感、後悔ばかりだった。私のような人間が、心の安らぎを得られるはずはない」と自己嫌悪に陥る人もいる。

過去の辛い出来事や、非現実的な未来の夢に心を奪われ、生き急ぐ人もいる。

重たい荷物を置くことのできる場所があることも知らず、辛さを打ち明けられる人がいることすら想像できず、ずっと苦しみを背負ったまま、自分が原因ではない悲しみや苦しみを運び続けている人さえいる。


このような人たちこそ、荷物をどこかに預けることで、誰よりもその恩恵を受けられる。問題は、重たい荷物を運ぶことに慣れてしまった人にとって、荷物を下ろすことは簡単ではないことだ。その荷物を背負っていない自分をうまく想像できないのだ。


荷物なしで何をすればいいのか?

人からどんなふうに見られるだろうか?

これまでの苦労がすべて無駄になってしまうのでは?

一度下ろしてしまえば、もう二度とその荷物を背負えなくなってしまうのでは?

そんな不安に襲われてしまうからだ。しかし、まずは苦しみを手放さなければ、安らぎを得るための空間は得られない。

私たちそれぞれが新しい旅をはじめるためのスタート地点は、すぐ近くにある。

旅を振り返る

この本を通して、自分自身とうまくつき合うことの大切さを見てきた。そのために大切なのは、自分の不完全さを受け入れることだ。

誰にでも欠点はある。自分の嫌な部分から目を背けず、寛容になることがとても大切だ。辛抱強く、心の声に耳を傾けてみよう。

嫌な考えや気持ちが湧き上がってきても、無視せずに、優しく穏やかな気持ちでそれを見つめてみよう。自分自身の良きコーチや話し相手、親友になるのだ。

本書を読んでの最後の「まとめ」を書いてみよう。この本に直接書き込んでも、これまで使ってきた日記に書いても構わない。自分に対して思いやりを持ち、温かい気持ちで、これからの将来に向けての計画を立ててみよう。

これからも、人生には紆余曲折があるはずだ。そして、誰も完璧な人間になどなれない。

でも、心配しなくていい。現実を正しく認識し、ありのままの自分を受け入れることで、あなたは自分自身でいられるのだから。

あなたの幸運と幸せを心から願っている。

心を整えるランニング　Running with Mindfulness

発行日　2018年　3月25日　第1刷

Author　ウィリアム・プーレン

Translator　児島修
Book Designer　トサカデザイン（戸倉巌、小酒保子）

Publication　株式会社ディスカヴァー・トゥエンティワン
102-0093　東京都千代田区平河町2-16-1 平河町森タワー11F
TEL　03-3237-8321（代表）
FAX　03-3237-8323
http://www.d21.co.jp

Publisher　干場弓子
Editor　原典宏＋木下智尋

Marketing Group
Staff　小田孝文　井筒浩　千葉潤子　飯田智樹　佐藤昌幸　谷口奈緒美
古矢薫　蛯原昇　安永智洋　鍋田匠伴　榊原僚　佐竹祐哉　廣内悠理
梅本翔太　田中姫菜　橋本莉奈　川島理　庄司知世　谷中卓

Productive Group
Staff　藤田浩芳　千葉正幸　林秀樹　三谷祐一　大山聡子　大竹朝子
堀部直人　林拓馬　塔下太朗　松石悠　渡辺基志

E-Business Group
Staff　松原史与志　中澤泰宏　西川なつか　伊東佑真　牧野類

Global & Public Relations Group
Staff　郭迪　田中亜紀　杉田彰子　倉田華　李瑋玲　連苑如

Operations & Accounting Group
Staff　山中麻吏　小関勝則　奥田千晶　小田木もも　池田望　福永友紀

Assistant Staff
俵敬子　町田加奈子　丸山香織　小林里美　井澤徳子　藤井多穂子
藤井かおり　葛目美枝子　伊藤香　常徳すみ　鈴木洋子　内山典子
石橋佐知子　伊藤由美　小川弘代　越野志絵良　小木曽礼丈　畑野衣見

Proofreader　株式会社鷗来堂
DTP　朝日メディアインターナショナル株式会社
Printing　中央精版印刷株式会社

ISBN978-4-7993-2239-0